Prof. Dr. Michaela Döll
Mag. Margit Weichselbraun

Eisen-
mangel

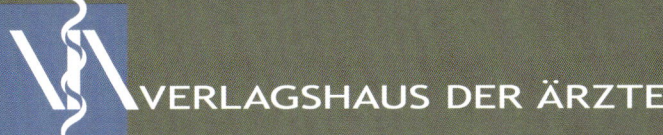

Impressum

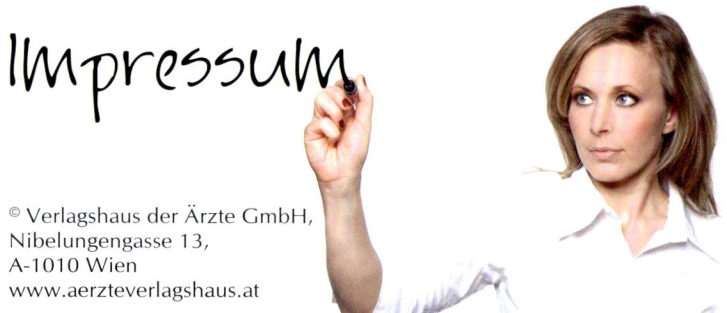

© Verlagshaus der Ärzte GmbH,
Nibelungengasse 13,
A-1010 Wien
www.aerzteverlagshaus.at

1. Auflage 2014

Das Werk ist urheberrechtlich geschützt. Die dadurch begründeten Rechte bleiben, auch bei nur auszugsweiser Verwendung, vorbehalten.

ISBN 978-3-99052-083-3

Umschlag & Satz: Grafikbüro Lisa Hahsler, 2232 Deutsch-Wagram
Umschlagfoto: www.fotolia.de, Foto-Ruhrgebiet
Projektbetreuung: Hagen Schaub
Druck & Bindung: FINIDR, s.r.o., 73701 Český Těšín
Printed in Czech Republic

Abbildungsnachweis
www.pixelio.de: 4 (Konstantin Gastmann), 14/15 (Xenia), 19 links (H. Siepmann), 24 (Gabi Eder), 26/27 (chocolat01), 28 (Sabine Schmidt), 32 (knipseline), 42 (Ulrich Vogler), 43 (Yamaoka), 45 (Peter Smola), 46/47 (Jörg Brinckheger), 49 (Jutta Wieland), 50 (JMG), 56 (Thommy Weiss), 58 (Merle Stechow), 60 (Herbert Käfer), 61 (Herbert Käfer), 68 (adel), 71 (motograf), 72/73 (Brandtmarke), 80 (Andrea Damm), 84 (Karin Schmidt), 88/89 (Rainer Sturm), 94 (Bernardo Peters-Velasquez), 98/99 (Maurus Völkl), 102/103 (Andrea Damm), 104 (Michael Bührke), 106 (Michael Bührke), 108/109 (Franzi), 112/113 (Michael Jünemann), 114/115 (Andreas Morlok), 118/119 (Melling Liudmila), 120 (Rainer Sturm), 122 (Tony Hegewald), 124/125 (Peter Smola). www.fotolia.com: 6 (Foto-Ruhrgebiet). PhotoAlto: 10/11, 18, 22, 31, 38/39, 40, 44, 52, 59, 62, 74, 76, 78/79, 86, 96, 111, 116. Wikipedia: 12 (Crystal from Bloomington), 13, 16 (Gray's Anatomy), 19 rechts (Taoutute), 23 (Drahreg01), 34 (Thogru), 37 (Katarzyna Matylla), 64 (Y_tambe), 90/91 (Siegert). Centre of biomedical Technology and Physics, Medizinische Universität Wien: 20. Martin Schrampf: 54, 101, 118/119. Lisa Hahsler: 66. Heinrich Hoffmann: Der Struwwelpeter, 1858: 82. Privat: 92.

Wichtige Hinweise
Die Wissenschaft ist ständig im Fluss. Die vorliegenden Informationen beruhen auf gründlicher Recherche der Autorinnen. Ziel des Buches ist es, die modernen Erkenntnisse der Ernährungsmedizin aufzuzeigen, wobei die Betreuung durch einen Arzt bzw. Therapeuten hiermit nicht ersetzt werden soll. Alle Angaben, Empfehlungen und Informationen sind ohne jegliche Verpflichtung oder Garantie der Autorinnen und des Verlags.
Für die Angaben zu den aufgeführten Produkten kann weder seitens der Autorinnen noch seitens des Verlages eine Gewähr übernommen werden. Der Leser sollte in jedem Fall seinen Arzt/Therapeuten um Rat fragen, verordnete Medikamente nicht eigenmächtig absetzen und die Anwendung der hier genannten Präparate auf seinen speziellen Bedarfsfall vom betreuenden Arzt/Therapeuten prüfen lassen.

Vorwort
von Prof. Dr. Michaela Döll

Blass, schwach und erschöpft – wenn Sie denken, dass sich ein Eisenmangel nur durch dieses Beschwerdebild äußert, dann sollten Sie dieses Buch unbedingt lesen. Tatsächlich sind dies nämlich Anzeichen eines deutlich ausgeprägten Symptomenkomplexes – der eisenmangelbedingten Blutarmut (Anämie). Da das Spurenelement für viele Körperfunktionen unverzichtbar ist, kann sich eine unzureichende Versorgung bereits viel früher – ohne die genannten klassischen Begleiterscheinungen – bemerkbar machen. Möglicherweise leidet man z.B. „nur" unter Konzentrationsstörungen, allgemeinem Leistungsabfall, einer trockenen Haut, Haarausfall oder Einrissen an den Mundwinkeln – all diese Anzeichen und Beschwerden können jedoch auf eine unzureichende Eisenversorgung hinweisen. Und diese werden, da sie relativ unspezifisch sind, häufig nicht ernst genommen. Nicht selten sind diese primären Mangelzustände auch nicht im Blutbild oder anderen Laborwerten ablesbar. Letztere sind häufig erst gravierend verändert, wenn das „Kind bereits in den Brunnen gefallen ist" und die klinische Ausprägung der Anämie mit den oben genannten Begleiterscheinungen sichtbar wird.

Daher ist es ratsam ein besonderes Augenmerk auf das Eisenmangelsyndrom zu legen, denn dieses geht der Eisenmangelanämie voraus und kann bereits mit einer Reihe von gesundheitlichen Beschwerden einhergehen.

In diesem Sinne wünsche ich Ihnen informative Lesestunden.

Prof. Dr. Michaela Döll

Wachenheim, im Februar 2014

Michaela Döll
Margit Weichselbraun
Eisenmangel

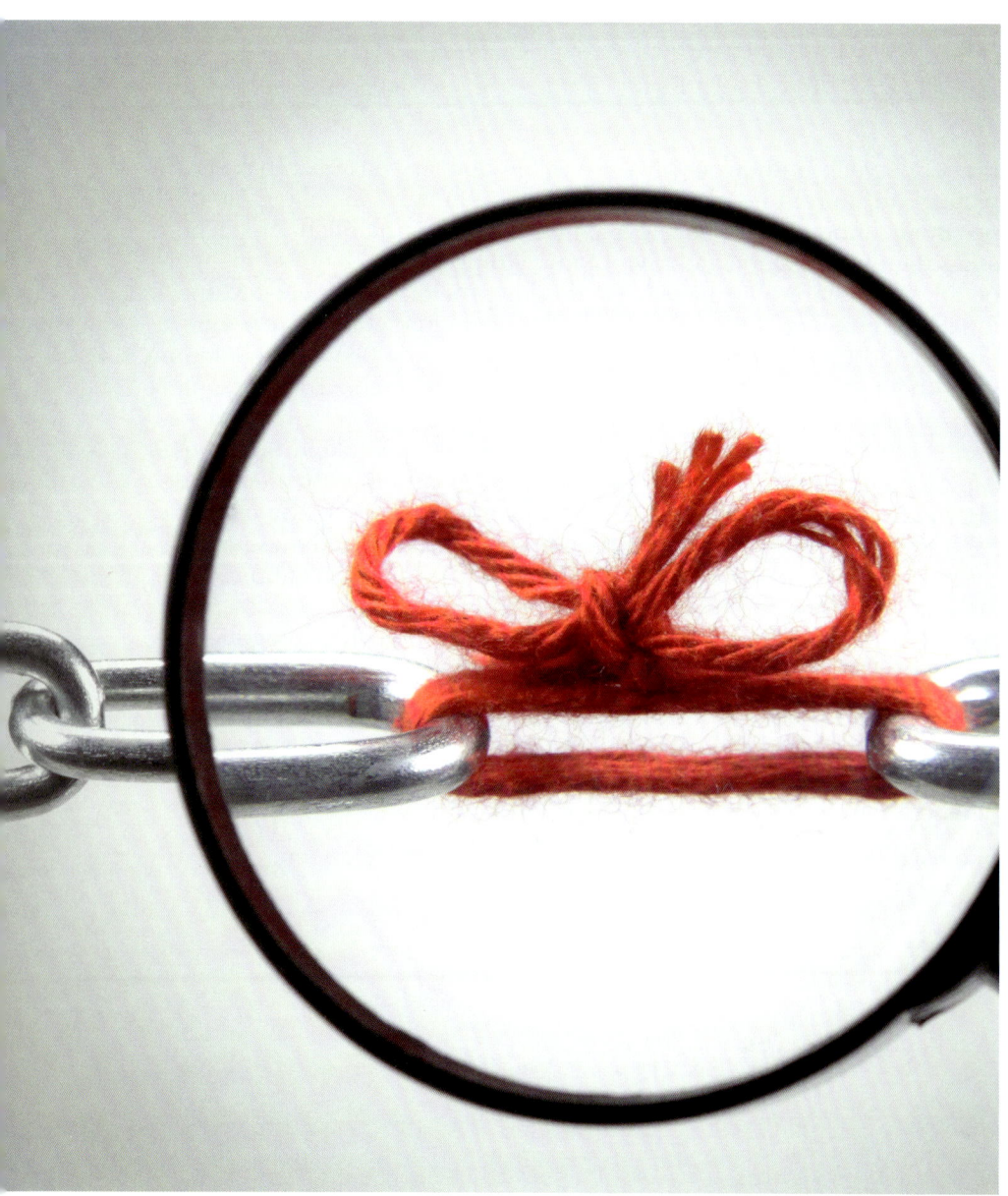

Inhalt

Eisen sollte im Körper überall vorhanden sein ... 11

Eisen – das „viel beschäftigte" Spurenelement ... 15
Blutrot – dank Eisen 16
Zellerneuerung – „Jungbrunnen" Eisen 17
Energie und Stoffwechsel – „Power" nur mit Eisen 18
Signalstoffe im Körper – nur wenn Eisen verfügbar ist 18
Eisen geht „unter die Haut" 20
Glücklich, entspannt und fit im Kopf mit Eisen 21
Die Schilddrüse benötigt Eisen 23
Die Welt, in der wir leben – Eisen entgiftet 24

Eisen in den Lebensmitteln – was auf dem Teller liegt, kommt nicht immer im Blut an ... 27
Eisenstarker Inhalt: Lebensmittel, die reich an diesem
   Spurenelement sind 28
Eisenraub – diese Nahrungsfaktoren verschlechtern
   die Aufnahme 31
Fastfood und moderne Kostformen bremsen Eisen aus 33
Anders: spezielle pflanzliche Eisenpräparationen kommen an 35
Pflanzliches Eisen geht eigene Wege 36

Eisenbedarf – wer benötigt wie viel? ... 39
Geschlechts- und altersabhängige Empfehlung 40
Referenzwerte – hier wird „pauschal" geurteilt 42
Jede zweite Frau ist unterversorgt 44

Eisenversorgung: Hier kann es besonders „eng" werden ... 47
Mehrbedarf, erhöhte Verluste und einseitige Ernährung –
die Ursachen für einen Mangel sind vielfältig 48
Mamma mia – jetzt ist Eisen besonders wichtig 49

Michaela Döll
Margit Weichselbraun
Eisenmangel

Das „doppelte" Eisen – bei Schwangeren oft nicht vorhanden 51
Diäten „crashen" den Eisenbestand 52
Vegan for life – da kommt Eisen zu kurz 53
Ältere Menschen sind häufig unterversorgt 54
Sport ist „Eisenmord" 55
Bergwandern – wenn die Luft dünn wird, muss Eisen her 56
Blutverlust bedeutet Eisenverlust 57
Hämorrhoiden – verheimlichte Pein, die den Eisenspiegel
   sinken lässt 58
Blutspenden – Achtung Eisenmangel 60
Gestörte Magen-, Darmfunktion? Dann klappt es auch
   schlecht mit der Eisenversorgung 62
Helicobacter – Magenkeim als „Eisenräuber" 63
Geschädigte Niere begünstigt Eisenmangel 65
Phenylketonurie – eine Stoffwechselerkrankung, die
   eine strenge Diät erfordert 67
Herzschwäche – hier ist auch der Eisenbestand häufig schwach .. 68
Entzündungen und Krebserkrankungen gehen häufig
   mit einem Eisenmangel einher 69
Medikamente – Arzneimittelwirkstoffe als „Eisenplünderer" 70
Vorsicht Vitalstoffmangel – hier droht ebenfalls ein Eisendefizit ... 70

Depressiv, müde und infektanfällig — mit einem Eisenmangel ist nicht zu spaßen ... 73

Die Begleiterscheinungen des Eisenmangels können
   vielfältig sein 74
Schwache Abwehr – wer kann sich das schon leisten? 75
Schlaue Kinder – nur bei guter Eisenversorgung 76

Eisen in der Therapie — wann ist die Anwendung besonders sinnvoll? ... 79

Eisenmangelanämie – Spurensuche und Behandlung 80
Der „Zappelphilipp" braucht Eisen 81
ADHS gibt es auch im Erwachsenenalter 82
Hier fehlt ein eisenabhängiger Botenstoff im Gehirn 84

Restless-Legs-Syndrom – wenn die Beine nicht zur
  Ruhe kommen 86
Der Eisenmangel kann die Beine zum Zucken bringen 87
Was Sie allgemein bei der Anwendung von
  Eisenpräparaten beachten sollten 88

Eisenüberladung – hier ist Vorsicht angesagt ... 91
„Die Dosis macht, dass ein Ding ein Gift ist" 92
Die körpereigene „Hormon-Feuerwehr" drosselt die
  Vergiftungsgefahr 93
Hämochromatose – Eisenspeicherkrankheit 94
Alkoholbedingte Lebererkrankungen und Eisen 96

Eisen und oxidativer Stress ... 99
Gefürchtet: Freie Radikale schädigen die Zellen 100
Pflanzliches Eisen: Weniger Stress mit dem oxidativen Stress 100

„Laborlatein" – diese Werte sollten Sie kennen ... 103
Ferritin: Der Eisenspeicher 105
Transferrin und Transferrinsättigung: Das Eisentaxi
  und seine Platzbelegung 105
Vorsicht: Fehlinterpretationen möglich 106
Eisenbestimmung? Aber bitte im Vollblut! 107

Eisencheck – bin ich gut versorgt? ... 109

Die Eisenmangeltherapie – von Salzen, Pflanzen und Infusionen ... 115

Häufig gestellte Fragen – FAQs ... 119

Neuere Literatur (Auswahl) ... 126

Die Autorinnen ... 127

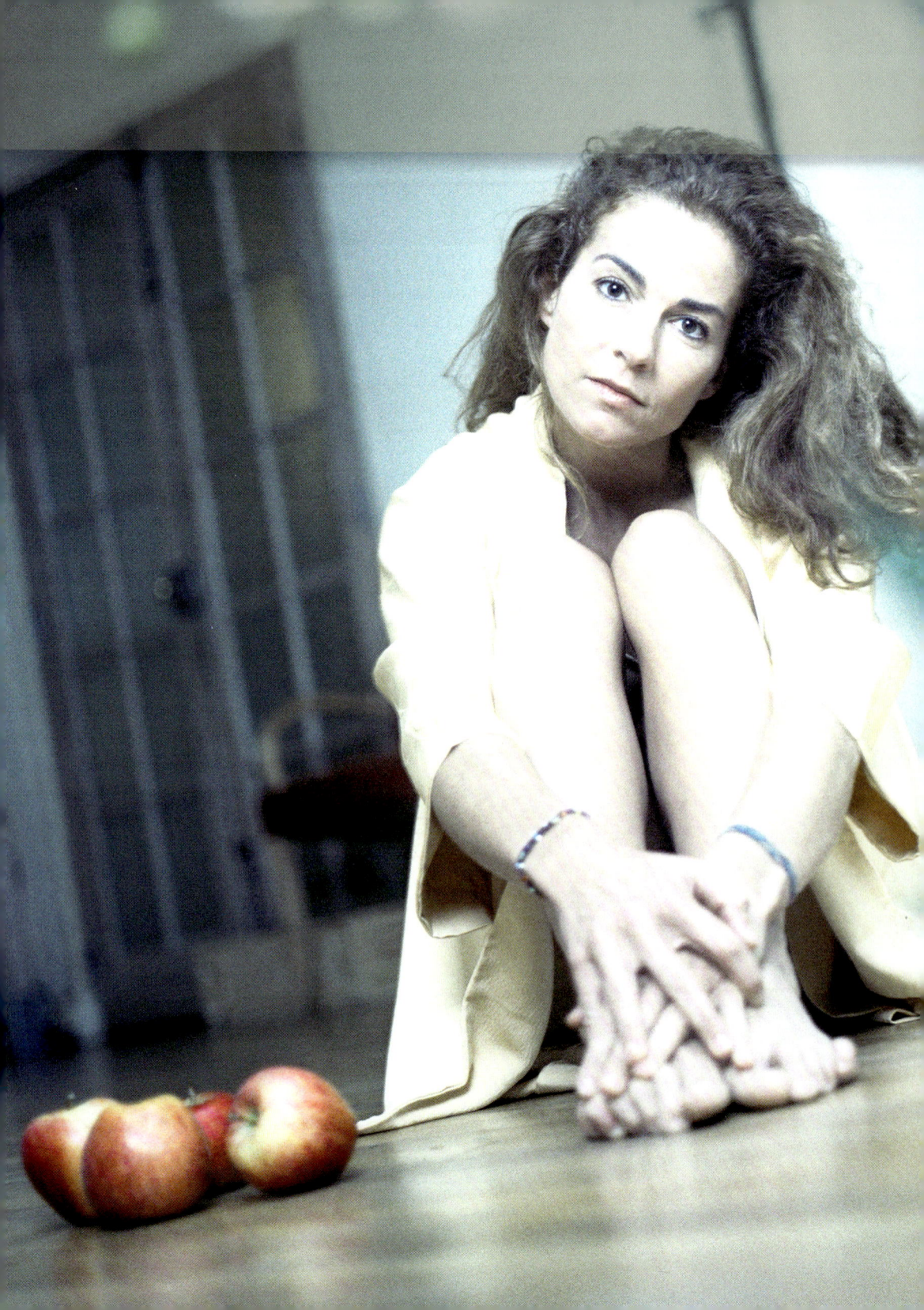

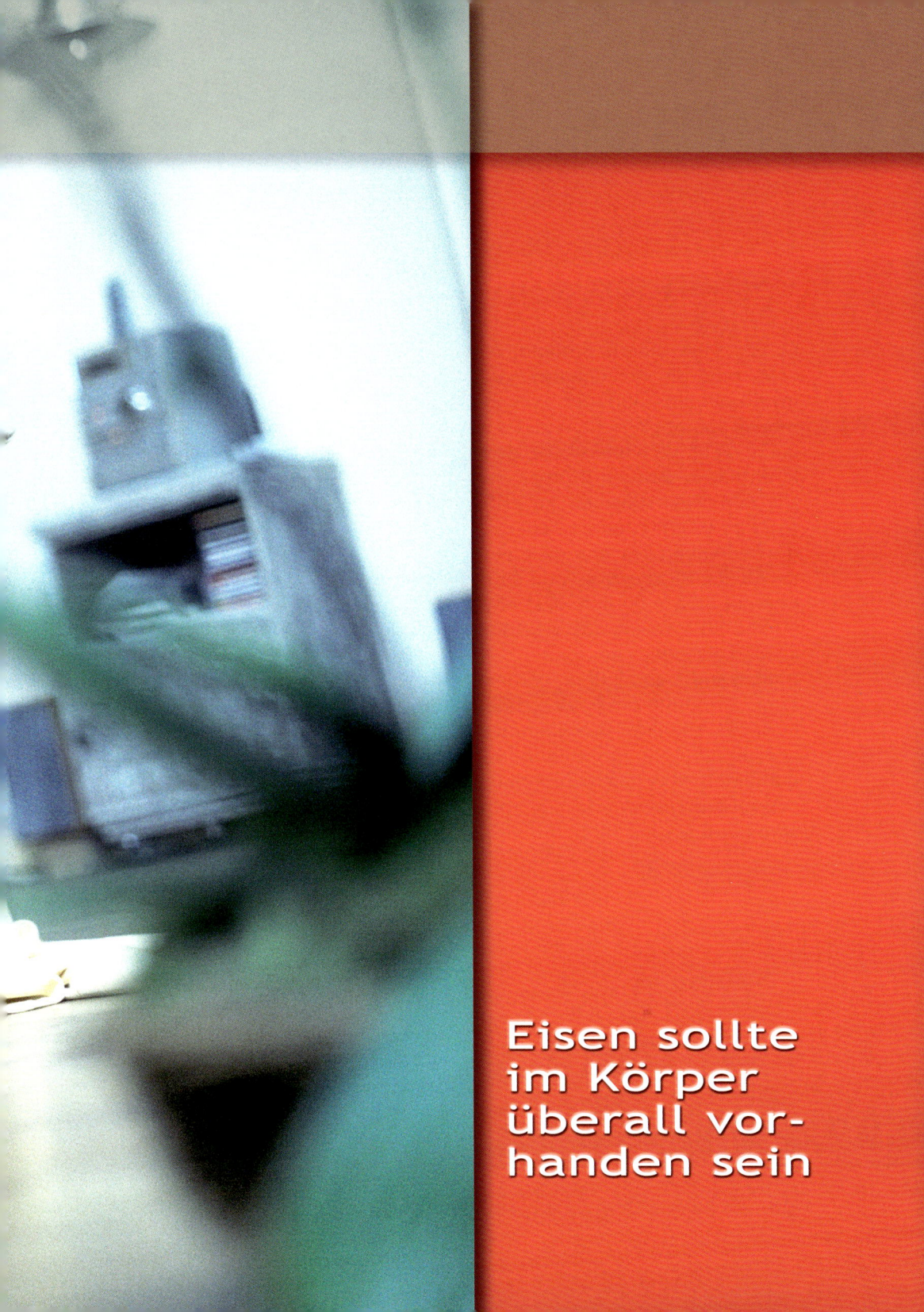

Eisen sollte im Körper überall vorhanden sein

Michaela Döll
Margit Weichselbraun
Eisenmangel

Eisen sollte im Körper überall vorhanden sein

Es ist – mit einem Bestand von etwa zwei bis vier Gramm – das im Körper am häufigsten vorkommende Spurenelement, und das ist auch nicht verwunderlich, denn Eisen hat in unserem Körper eine Vielzahl von Aufgaben zu erfüllen. Am Wichtigsten ist sicherlich die Bedeutung des Spurenelementes für die Blutbildung, und so ist es nicht verwunderlich, dass etwa 60 bis 70 Prozent des gesamten Körperbestandes an den roten Blutfarbstoff gebunden vorliegt. Eisen ist somit quasi als „Lagerbestand" auch im Knochenmark anzutreffen, wo die Blutbildung stattfindet. Aber auch in anderen „Vorratskammern" des Körpers wird Eisen gespeichert.

Dazu zählen neben dem Knochenmark noch die Leber und die Milz. Dort wird das Eisen als Ferritin (Speichereisen) gelagert. Ferritin ist ein Eiweiß, welches pro Einheit bis zu 4500 Eisenteilchen binden kann. Etwa 20 Prozent des Körperbestandes sind insgesamt in diesen Eisenspeichern vorhanden, der Rest ist in Geweben und Organen verteilt. Zwischen diesen und den Speicherplätzen besteht ein reger Austausch. Dafür, dass dieser reibungslos funktioniert, sorgt das Transferrin, ein Eiweißstoff, der das Eisen, gleich nach der Aufnahme aus dem Darm, aufnimmt und zu den Speicherplätzen oder auch zu anderen Geweben transportiert. Mit diesem ausgeklügelten System ist die Eisenversorgung und Eisenverteilung im Körper grundlegend sichergestellt – vorausgesetzt, wir nehmen genügend von diesem Vitalstoff über die Nahrung auf, denn eines muss vorangestellt werden: Eisen ist ein essentieller Mikronährstoff, d.h., wir können dieses wichtige Spurenelement nicht selbst herstellen und müssen es dem Körper regelmäßig „von außen" in ausreichender Menge zuführen.

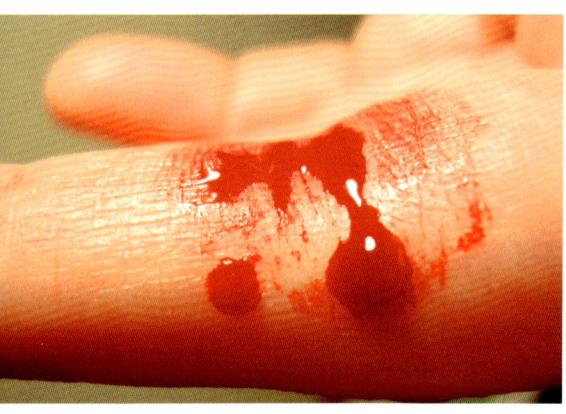

Die Ausscheidung des Eisens erfolgt hauptsächlich über den Stuhl, die Haut, den Schweiß und die Galle. Die täglichen Eisenverluste, die auf diesem Weg zustande kommen, liegen bei durchschnittlich 1,2 mg (Männer) bis 3,2 mg (Frauen). Allerdings können diverse Faktoren, die auf Seite 31 ff. beschrieben werden, die Ausscheidungs- bzw. Verlustrate um ein Vielfaches erhöhen.

Eisen sollte im Körper überall vorhanden sein

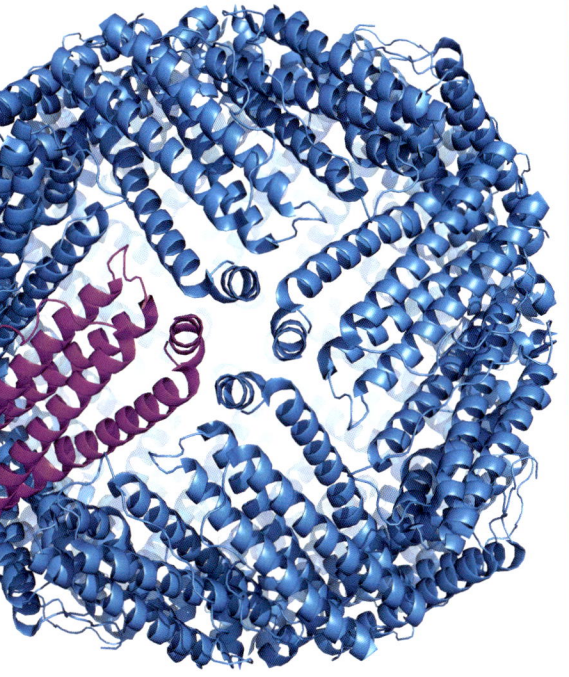

Oberflächenmodell des Ferritins, eines Proteinkomplexes, der als Speicherstoff für Eisen dient.

Eisen ist an mehr als 180 Körperfunktionen (mit)beteiligt. Das zeigt die große Bedeutung, die Eisen für den Ablauf unserer Körperfunktionen und die Erhaltung unserer Gesundheit hat.

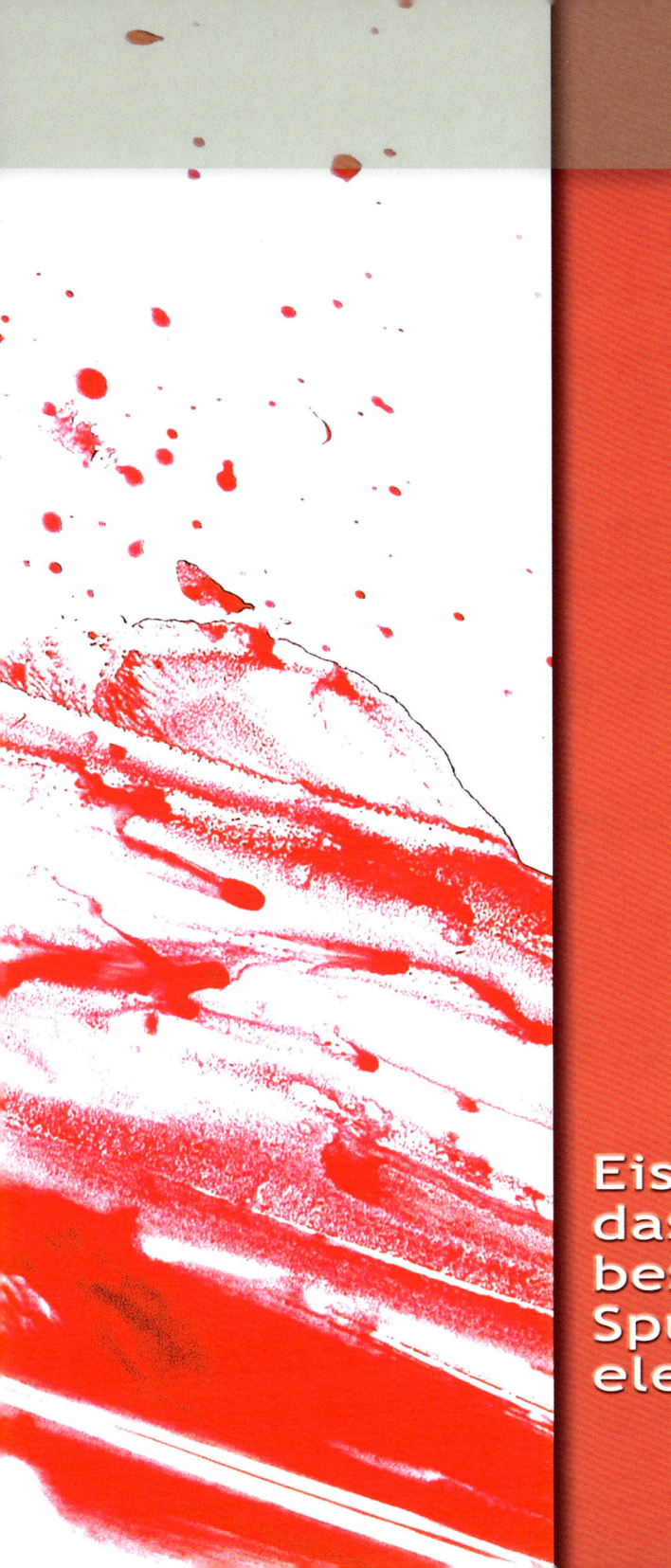

Eisen —
das „viel
beschäftigte"
Spuren-
element

Michaela Döll
Margit Weichselbraun
Eisenmangel

Eisen — das „viel beschäftigte" Spurenelement

Blutrot — dank Eisen

So benötigen wir das Biomolekül für die Versorgung unserer Gewebe und Organe mit dem lebensnotwendigen Sauerstoff. Ohne diesen können wir nicht überleben. Eisen ist Bestandteil des roten Blutfarbstoffs, des Hämoglobins. Dieses stellt quasi das „Taxi" dar, in welchem der Sauerstoff aus der Lunge zu den Zellen in den verschiedensten „Winkeln" des Körpers transportiert wird. Folglich ist das eisenhaltige Hämoglobin für uns unverzichtbar.

Beim Rücktransport wird der eisenhaltige rote Blutfarbstoff auf dem Weg zur Lunge mit dem „Abfallprodukt" Kohlendioxid (CO_2) beladen. Insgesamt sind etwa fünf bis sechs Liter Blut im Körper eines erwachsenen Menschen (70 kg Körpergewicht) für diese wichtige Aufgabe vorhanden. Bei einem erwachsenen Menschen werden am Tag 250 Milliarden rote Blutkörperchen gebildet. In jedes werden unfassbare 300 Millionen Moleküle des eisenhaltigen roten Blutfarbstoffs eingebaut. Eisen ist weiterhin Bestandteil der „Sauerstoffvorratskammer" (Myoglobin) in der Herz- und Skelettmuskulatur. Auch die rote Farbe des Muskels rührt vom Eisen her. Täglich werden im Körper etwa 25 mg Eisen umgesetzt — den größten Anteil davon benötigt der Körper für die Neusynthese der roten Blutkörperchen im Knochenmark, wobei das Eisen, welches aus den stets absterbenden, alten roten Blutkörperchen kommt, wieder verwertet wird.

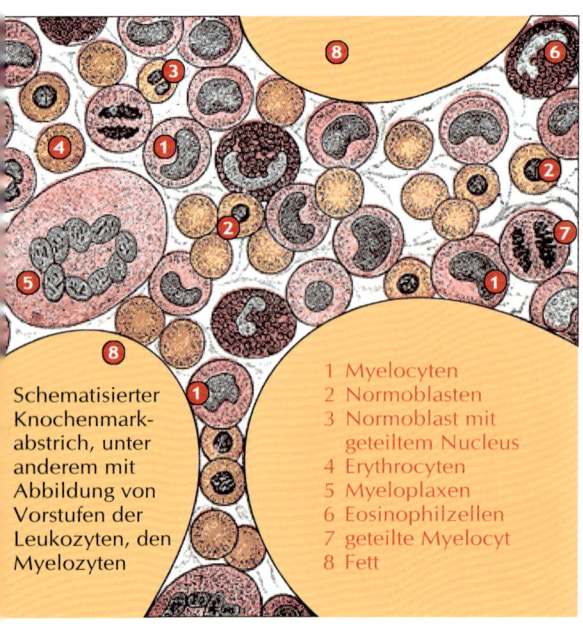

Schematisierter Knochenmarkabstrich, unter anderem mit Abbildung von Vorstufen der Leukozyten, den Myelozyten

1 Myelocyten
2 Normoblasten
3 Normoblast mit geteiltem Nucleus
4 Erythrocyten
5 Myeloplaxen
6 Eosinophilzellen
7 geteilte Myelocyt
8 Fett

Zellerneuerung – „Jungbrunnen" Eisen

Unser Körper besteht aus 100 Billionen Zellen – eine sehr große, ungeheuer schwer vorstellbare Zahl. Wir können diese durch ein Bild veranschaulichen: Wenn alle unsere Körperzellen wie Perlen in Form einer Perlenschnur – ohne Zwischenräume – aneinandergereiht würden, dann könnten wir mit dieser Kette etwa 100-mal die Erde umwickeln. Jedoch sind diese Zellen ständig im Wandel begriffen. Täglich gehen viele Millionen von diesen Körperbausteinchen zugrunde, dafür werden neue Zellen gebildet, so dass sich Verlust und Neubildung – zumindest bis zum jungen Erwachsenenalter – in etwa die Waage halten. So ist beispielsweise unsere Darmschleimhaut in zwei bis fünf Tagen „runderneuert", innerhalb von 28 Tagen haben wir uns allgemein „gehäutet", d.h., die Hautzellen werden während dieser Zeit komplett neu gebildet. Auch im Gehirn sterben täglich (!) im Durchschnitt etwa 100.000 Nervenzellen ab und müssen durch neue ersetzt werden. Damit dieses „Auf und Ab" der Zellen gewährleistet werden kann, ist die ausreichende Versorgung von Eisen nötig, denn dieses wird u.a. für die Herstellung von

Eisen – das „viel beschäftigte" Spurenelement

Unglaublich: Unser Körper produziert pro Sekunde zwei Millionen rote Blutkörperchen – dafür wird 60 bis 70 Prozent der Eisenzufuhr bzw. des Eisenbestandes benötigt!

Zellkernmaterial verwendet. Für die Neubildung von Zellen – und damit Wachstum, Entwicklung und Regeneration von Geweben und Organen – ist Eisen somit unverzichtbar.

Energie und Stoffwechsel – „Power" nur mit Eisen

Ganz gleich, ob Sie am Schreibtisch sitzen und arbeiten, Ihren Garten bestellen, sich um den Haushalt kümmern, ein Buch lesen oder im Bett liegen und schlafen: In all diesen Fällen benötigen wir Energie, denn sogar im Schlaf laufen energiebedürftige Stoffwechselreaktionen in unserem Körper ab. Diesen „Treibstoff" muss unser Körper selbst herstellen. Dafür benötigt er Brennstoffe wie zum Beispiel Kohlenhydrate, Fette oder Eiweiße. Diese Nährstoffe werden in einem aufwändigen Verfahren in den Kraftwerken der Zellen (Mitochondrien) in Energie umgewandelt. An diesem Prozess ist Eisen mitbeteiligt. Ohne das Spurenelement können die „powerliefernden" Enzyme nicht arbeiten, damit fehlt es dem Körper an dem notwendigen Treibstoff für all die vielen Stoffwechselleistungen, die „Körper, Geist und Seele" täglich zu erfüllen haben.

Signalstoffe im Körper – nur wenn Eisen verfügbar ist

Unser Körper ist die reinste „Fabrik" – ständig werden neue Substanzen produziert (und Abfallstoffe entsorgt). All diese Erzeugnisse sind notwendig, damit der Stoffwechsel ständig optimal verlaufen und der Körper seine vielfältigen Funktionen erfüllen kann. So verhält es sich auch mit bestimmten eisenhaltigen Signalstoffen (Eico-

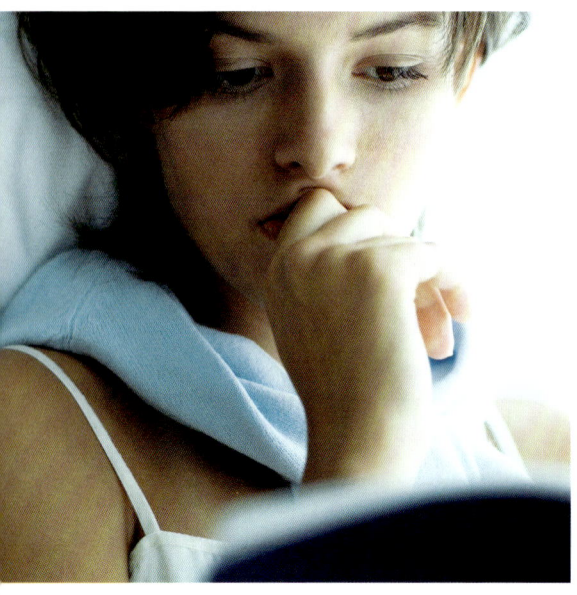

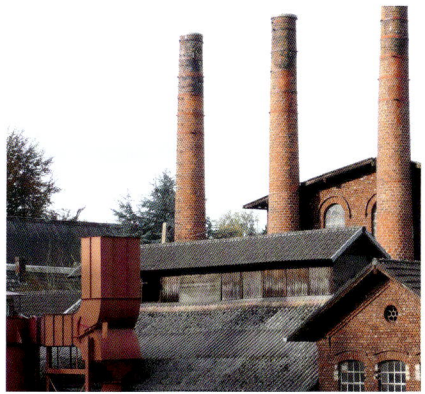

Eisen – das „viel beschäftigte" Spurenelement

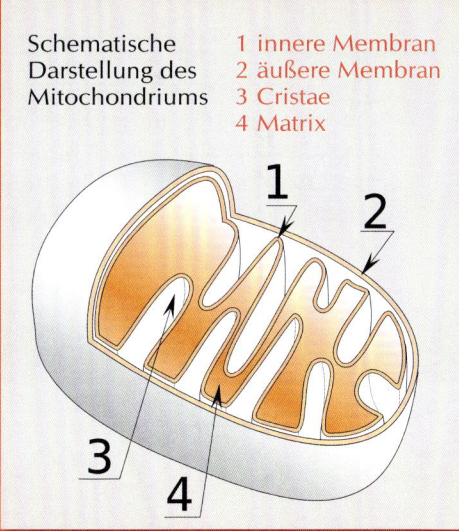

Schematische Darstellung des Mitochondriums
1 innere Membran
2 äußere Membran
3 Cristae
4 Matrix

sanoide), die als „Taktgeber" im Körper einiges zu regeln haben. Diese Wirkstoffe sind z.B. für die Blutgefäßweitstellung und damit den normalen Blutdruck mitverantwortlich. Weiterhin sind sie u.a. an der Atmung und auch an der körpereigenen Abwehr mitbeteiligt. Sie haben bei Entzündungen ihre „Finger im Spiel" und werden bei Heilungsprozessen benötigt. Im Magen sorgen sie für die ausreichende Bereitstellung von Magensäure und für den Schutz der Magenschleimhaut. Weiterhin benötigen wir diese Botenstoffe für die Entwicklung von Schmerzen. Und diese gelten ja als wichtiges Warnsignal des Körpers. Stellen Sie sich nur einmal vor: Sie berühren mit den Händen eine heiße Herdplatte und Ihr Körper warnt Sie nicht mit dem Schmerzsignal davor, dass die Hitze eine Gefahr

Mitochondrien sind die Energieturbinen unseres Körpers. Jede Zelle verfügt über 2.000 bis 4.000 dieser Kraftwerke. Manche Gewebe, wie z.B. die Herzmuskel- oder Nervenzellen, die besonders viel Energie benötigen, besitzen sogar bis zu 10.000 Mitochondrien pro Zelle. Ohne Eisen sind diese Energiezentren allerdings kaum leistungsfähig.

für Ihre Haut und die darunterliegenden Gewebe darstellt?! All diese wichtigen Abläufe sind an die Eicosanoide und damit die Verfügbarkeit von Eisen gebunden.

Eisen geht „unter die Haut"

Und wenn wir schon gerade beim Thema „Haut" sind: Ohne Eisen würden wir wie die Schneemänner aussehen, denn das Spurenelement ist an der Bereitstellung des braunen Hautfarbstoffs Melanin mitbeteiligt. Dieser Farbstoff wird, zum Schutz der Haut, vor allem unter dem Einfluss von UV-Strahlen vermehrt gebildet. Bei einer unzureichenden Melaninbildung stellt sich vermehrt Sonnenbrand und die vorzeitige Hautalterung ein.

Damit die Haut schön straff und jugendlich bleibt, ist aber auch eine ausreichende Kollagensynthese nötig. Dieses Eiweiß ist unter allen im Körper vorkommenden Proteinen am häufigsten – vor allem im Bindegewebe – vertreten. Kollagen kommt nicht nur in der Haut, sondern auch in Knochen, Knorpel, Sehnen und Bändern sowie in den Zähnen vor.

Eisen ist an der Synthese des Struktureiweißes beteiligt. Somit ist das „Multitalent" auch für die Schönheit sowie die Gesunderhaltung von Gelenken von Bedeutung. Aber in puncto „Schönheit und Figur" kommt Eisen noch eine weitere Bedeutung hinzu. Wenn wir eine schöne Körpersilhouette haben und schlank bleiben wollen, dann muss die Fettverbrennung reibungslos funktionieren. Hier kommt ein „Fatburner" ins Spiel, den der Organismus selbst herstellen kann. Aber nur, wenn er ausreichend mit Eisen versorgt ist,

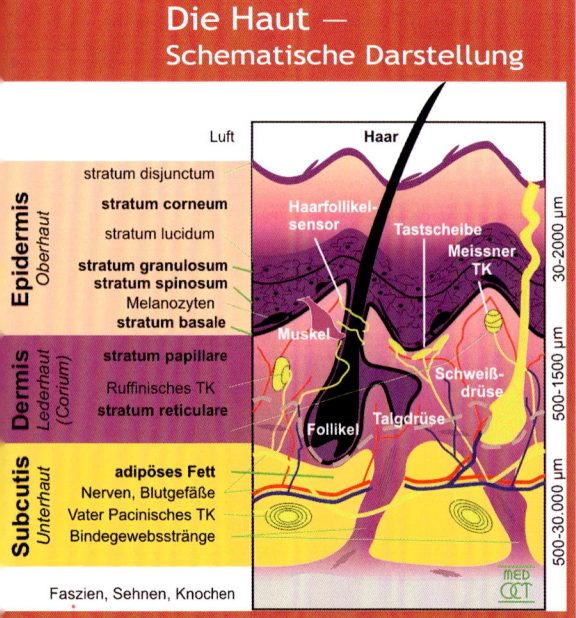

Die Haut — Schematische Darstellung

denn L-Carnitin – so heißt dieser Stoff – kann nur in Anwesenheit von Eisen synthetisiert (gebildet) werden. Der Vitalstoff L-Carnitin nimmt im Körper die Fette (Fettsäuren) „huckepack" und schleppt sie in die „Hochöfen" der Zellen (Mitochondrien), wo diese verbrannt werden können. L-Carnitin übt aber weitere positive Wirkungen im Körper aus, wie z.B. eine Verbesserung der körpereigenen Abwehr, Schutz der Blutgefäße und des Herzmuskels, Gesunderhaltung der Nervenzellen, Hemmung von Entzündungen und Vieles mehr. Damit ist Eisen letztlich – zumindest indirekt – auch an diesen vorteilhaften Wirkeffekten, die wir über L-Carnitin erfahren können, mitbeteiligt.

Glücklich, entspannt und fit im Kopf mit Eisen

Eisen ist wirklich ein „Tausendsassa" unter den Vitalstoffen. Und so können wir gleich weitere Körpersubstanzen anführen, die ohne Eisen nicht vorhanden wären und ohne die wir kaum „klar denken" könnten. Die Rede ist hier von den Nervenbotenstoffen, die für die reibungslose Kommunikation zwischen den Nervenzellen

Eisen – das „viel beschäftigte" Spurenelement

Leistungsstark, voller Elan, schön und ausgeglichen? Das klingt gut. Tatsächlich hängen diese positiven Eigenschaften vom reibungslosen Körperstoffwechsel ab – und dieser wiederum von der Verfügbarkeit von Eisen.

sorgen und unser geistiges Wohl und die Psyche entscheidend mitbestimmen. Ob wir traurig sind oder uns als „Glückspilze" verstehen – das hängt im Wesentlichen von der Ausschüttung dieser Botenstoffe ab. Bei Stress, der heutzutage ja weit verbreitet ist, geraten die Stoffwechselprozesse im Körper in Bewegung und u.a. müssen, zur Regelung des entstehenden „Chaos", „Schiedsrichter" gebildet werden. So ist die Bereitstellung dieser ausgleichenden Hormone vom Vorhandensein des Spurenelementes Eisen abhängig. Ohne Eisen können die tobenden „Kämpfe" nicht beigelegt werden. Eisen brauchen wir auch, um über Hormonvorstufen schließlich Vitamin D herstellen zu können.

Und was weiß man inzwischen nicht alles zu diesem „Supervitamin"?! Es ist für unsere Psyche von Bedeutung, wirkt depressiven Verstimmungen entgegen und somit ebenfalls als „Glücksmolekül". Dieser Vitalstoff spielt aber u.a. auch eine zentrale Rolle für das Immunsystem, für die Gesunderhaltung des Herzkreislaufsystems, des Darmes und für den Kohlenhydratstoffwechsel. Ohne eine ausreichende Eisenversorgung kann die körpereigene Herstellung des aktiven Vitamin D einge-

schränkt sein, womit die positiven Wirkungen dieses Mikronährstoffs abgeschwächt sein oder gar ausbleiben können.

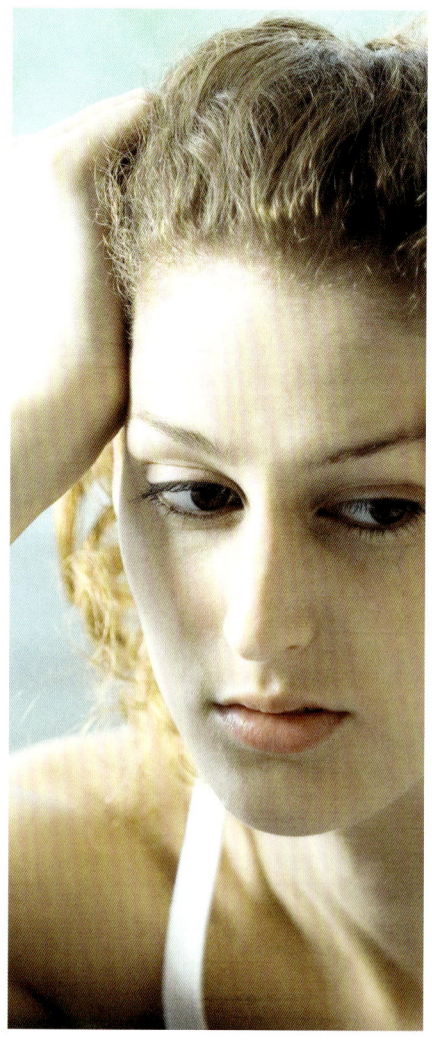

Die Schilddrüse benötigt Eisen

Der Mikronährstoff Eisen ist aber auch für die Gesunderhaltung und Funktionstüchtigkeit der Schilddrüse von Bedeutung, denn das Spurenelement ist in die Bereitstellung der Schilddrüsenhormone eingebunden. Und dieses kleine Organ, das im Bereich des Kehlkopfes zu beiden Seiten der Luftröhre liegt, nimmt ja seinerseits wieder so viele wichtige Aufgaben wahr. Die Schilddrüse bzw. die von ihr gebildeten Hormone sind von entscheidendem Einfluss auf den Energiehaushalt, die Wärmebildung des Körpers sowie den Wasser- und Mineralstoffhaushalt. So hat das kleine, schmetterlingsförmige Organ seine „Finger" beim gesamten Stoffwechsel im Spiel, wie z.B. bei der Herz-Kreislauf-Funktion, beim Nervensystem oder im Verdauungstrakt. Die Schilddrüsenfunktion hat aber auch Einfluss auf die Psyche, Sexualität und Fruchtbarkeit. Daher ist die Gesunderhaltung des „Miniorgans" und die normale Produktion an Schilddrüsenhormonen von besonderer Bedeutung für viele Körperfunktionen, wobei die Mitbeteiligung des Spurenelementes Eisen – neben Jod – nicht vergessen werden sollte.

Eisen — das „viel beschäftigte" Spurenelement

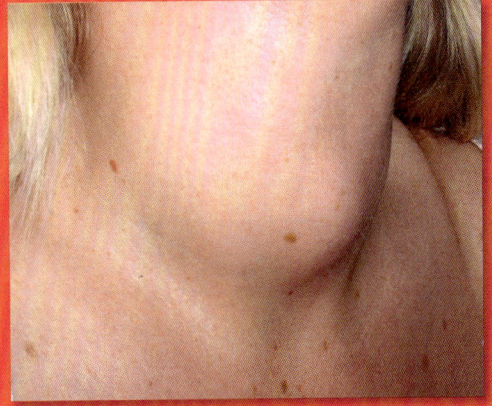

Schilddrüsenerkrankungen sind häufig. In Deutschland sind etwa drei Millionen, in Österreich etwa eine Million Menschen davon betroffen. Bei den Ernährungsempfehlungen zur Vorbeugung wird häufig die Bedeutung des Spurenelementes Jod für die Schilddrüse hervorgehoben. Weniger bekannt ist, dass auch Eisen (und Selen) für das Drüsenorgan wichtig sind.

Eisenmangel

Michaela Döll
Margit Weichselbraun

Eisenmangel „stresst" die Schilddrüse, denn ein wichtiges Enzym des Schilddrüsenstoffwechsels kann nur arbeiten, wenn Eisen vorhanden ist. Fehlt das Spurenelement, dann können auch die wichtigen Schilddrüsenhormone nicht hergestellt werden.

Die Welt, in der wir leben — Eisen entgiftet

Wir leben nicht mehr in der Steinzeit – und das ist gut so, denn schließlich hat das „moderne Leben" eine Reihe von Vorzügen im Vergleich zu unseren Vorfahren, die z.B. ihre tägliche Nahrung noch durch mühsames Jagen und Sammeln sichern und auch ansonsten auf eine Vielzahl von Annehmlichkeiten verzichten mussten. Aber die moderne Welt hat ihren Preis. In unserem täglichen Leben kommen wir täglich mit Tausenden von Fremdstoffen und Giften in Kontakt. Die Luft, die wir einatmen, ist häufig mit Schadstoffen (z.B. Auspuffgasen) belastet, die Kleidung mit Ausrüstungsstoffen und anderen Substanzen kontaminiert, unsere Wohnräume gegebenenfalls mit Lösungsmitteln und/oder anderen Fremdstoffen verunreinigt. Und da wäre dann

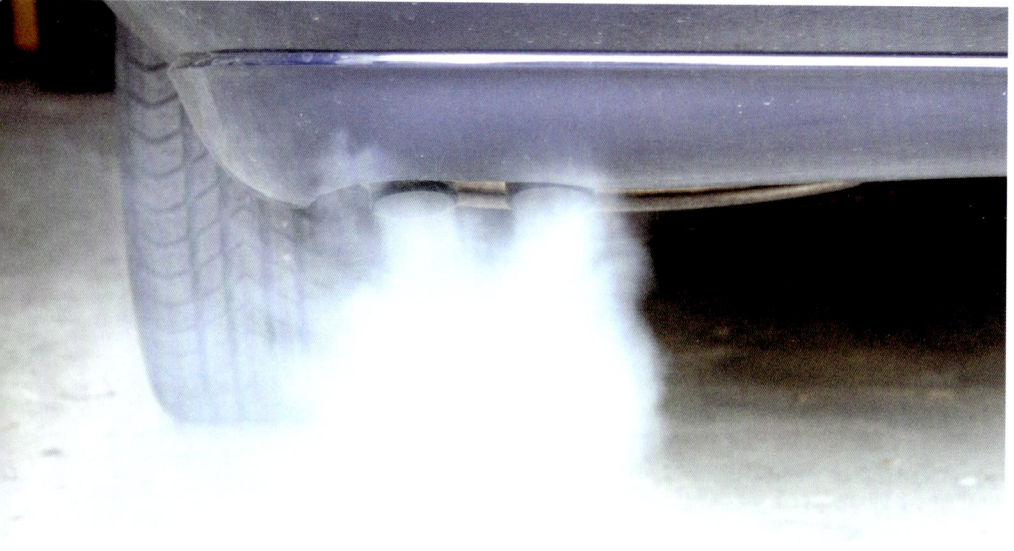

auch noch die Nahrung, die immer „bunter" und für den Körper „fremder" wird. Schätzungen gehen davon aus, dass wir täglich mit bis zu 80.000 Fremdstoffen in Kontakt kommen – viele davon belasten unser Immunsystem oder gehören sogar zu den Zellgiften. In unserem Körper werden die toxischen Stoffe über das „Entgiftungsorgan" Leber verstoffwechselt. Auch Arzneimittelwirkstoffe werden dort umgesetzt. Dafür ist die Leber u.a. mit einem ausgeklügelten Enzymsystem versehen, welches für die Entgiftung all dieser Stoffe zuständig ist. Damit diese Enzyme aktiv werden können, benötigt der Körper Eisen, denn das Spurenelement dient als Cofaktor für diese Katalysatoren, die dabei helfen können, die Schadwirkung von Fremdstoffen zu reduzieren bzw. zu vermeiden. Auch für die Entsorgung eines körpereigenen Abfallproduktes, nämlich der Harnsäure, brauchen wir Eisen. Diese entsteht beim Untergang von Körperzellen und wird normalerweise über die Niere ausgeschieden. Die hier tätigen eisenhaltigen Enzyme wirken quasi als „Reinigungspersonal" und befreien uns von den anfallenden Zelltrümmern, indem diese in die Harnsäure überführt und damit aus dem Körper entsorgt werden können.

Eisen – das „viel beschäftigte" Spurenelement

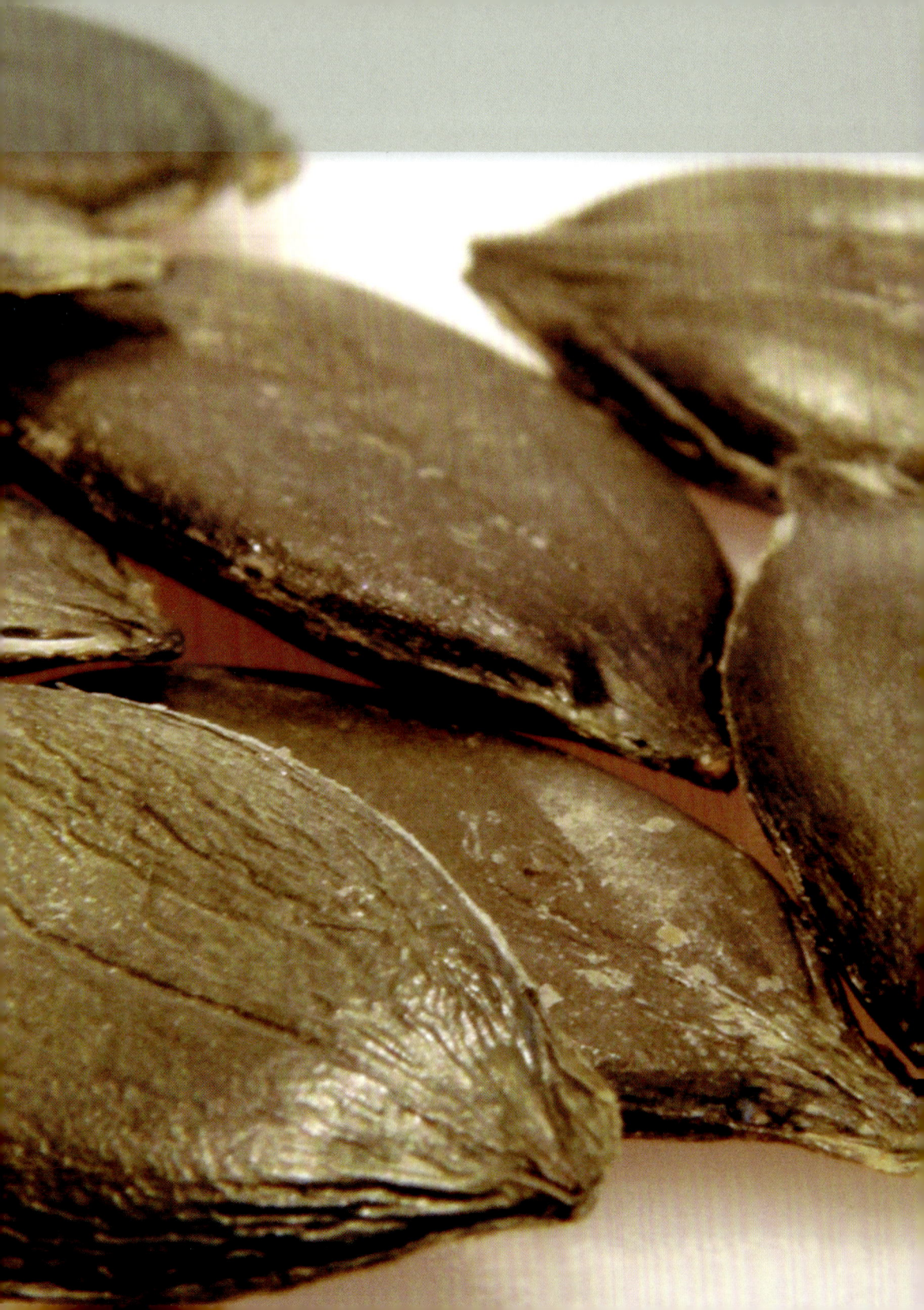

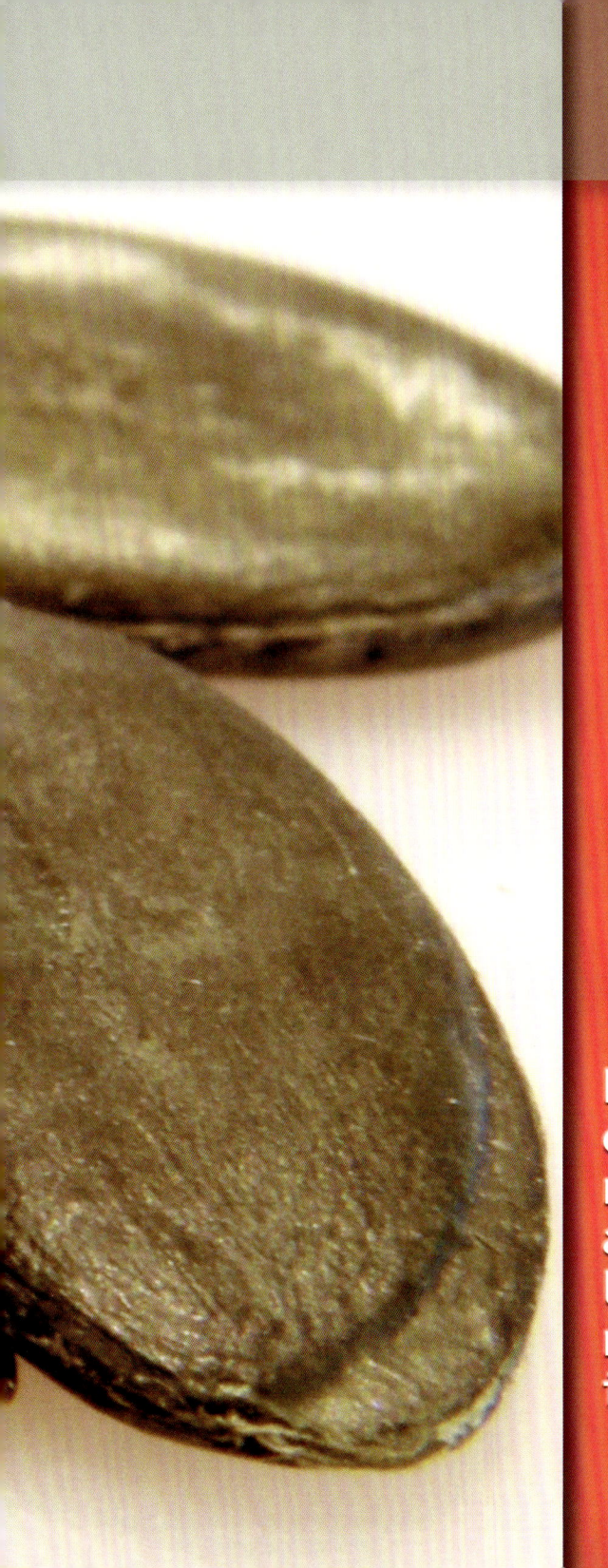

Eisen in den Lebensmitteln — was auf dem Teller liegt, kommt nicht immer im Blut an

Michaela Döll
Margit Weichselbraun
Eisenmangel

Eisen in den Lebensmitteln — was auf dem Teller liegt, kommt nicht immer im Blut an

Eisenstarker Inhalt: Lebensmittel, die reich an diesem Spurenelement sind

Apfelstücke, gespickt mit rostigen Nägeln – das empfahl man in der Volksheilkunde lange Zeit zur Verbesserung der Eisenversorgung (z.B. bei Müdigkeit), denn die dadurch im Fruchtfleisch entstehenden braunen Flecken rühr-

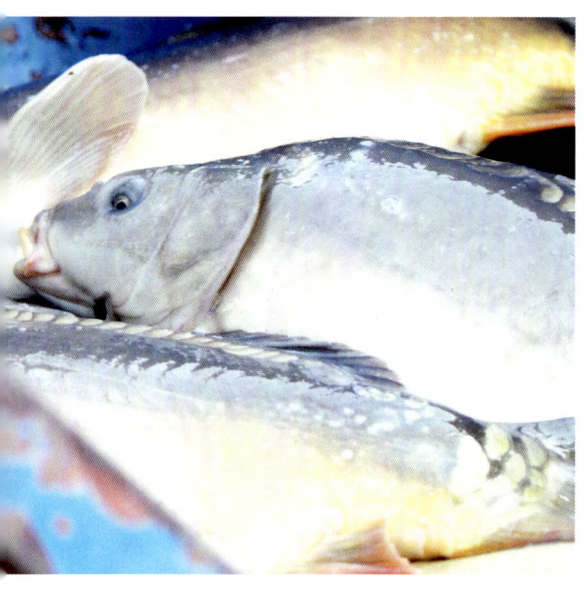

ten von verwertbaren Eisensalzen her. Dieser Empfehlung muss man allerdings nicht folgen, wenn man sich eisenreich ernähren möchte, denn es gibt Lebensmittel, die nennenswerte Mengen an diesem Spurenelement aufweisen und dabei auch noch einen kulinarischen Genuss zulassen.

Hier müssen vorrangig tierische Lebensmittel genannt werden. So enthalten beispielsweise Muskelfleisch, Innereien und Wurstwaren reichlich Eisen (siehe Tabelle auf Seite 30). Auch Austern, Miesmuscheln, Fisch, Milchprodukte und Eier (vor allem das Eigelb!) sind gute Eisenquellen.

Im Bereich der pflanzlichen Lebensmittel können bestimmte Getreide- oder getreideähnliche Sorten (wie z.B. Quinoa oder Amaranth) oder auch Hülsenfrüchte (z.B. Linsen, weiße Bohnen) mit tierischen Produkten durchaus mithalten. Auch die typischen Getreidesorten wie Weizen, Roggen oder Hafer bzw. die daraus hergestellten Mehle (Vollwert) liefern Eisen. Bei den Samen müssen vor allem die Kürbiskerne und die Sonnenblumenkerne erwähnt werden, denn sie weisen relativ große Mengen an Eisen auf, die durchaus mit jenen im Fleisch vergleichbar sind. Bei den Gemüsesorten sind die Schwarzwurzeln sowie der Spinat hervorzuheben, obgleich Letzterer nicht so stark eisenhaltig ist, wie man in der Vergangenheit immer geglaubt hatte. Aber er gehört dennoch zu den eisenreichen Gemüsesorten. Die Petersilie „toppt" allerdings sowohl den Spinat als auch die Schwarzwurzeln. Nüsse, Mandeln und Kokosraspeln sind ebenfalls gute Eisenquellen.

Beim Obst sieht es dagegen schlechter aus: Äpfel, Orangen, Beeren und Co. sind eher arm an diesem Spurenelement. In getrocknetem Zustand werden allerdings auch diese Früchte in Bezug auf ihren Eisengehalt interessant. Getrocknete Aprikosen, Feigen und Äpfel liefern wiederum (in einer vergleichbaren Menge, z.B. in 100 Gramm) etwas mehr an dem gefragten Mikronährstoff.

Und zum Schluss noch eine gute Nachricht für „Schleckermäuler": Zartbitterschokolade enthält fast so viel Eisen wie Innereien!

Eisen in den Lebensmitteln — was auf dem Teller liegt, kommt nicht immer im Blut an

Vorkommen von Eisen in verschiedenen Lebensmitteln (Beispiele)

Lebensmittel (Angabe je 100 g)	Eisenanteil in mg
Fleisch und Wurstwaren	
Schweineleber	18,0
Schinken (Rind)	10,0
Leberwurst	8,0
Sonstige Wurstwaren	1,5–2,0
Muskelfleisch (Rind, Schwein)	2,0
Geflügel, Lamm	1,5–2,0
Fisch und Meeresfrüchte	
Austern, Miesmuscheln	5,0–7,0
Ölsardinen	2,0
Kabeljau	1,0
Seelachs	0,2
Milch, Milchprodukte, Eier	
Parmesan	0,7
Sonstiger Hartkäse	0,3–0,5
Camembert	0,2
Milch	0,1
Eigelb	5,0
Eiweiß	0,1
Getreide und Getreideprodukte	
Amaranth, Quinoa	8,0–9,0
Vollkornmehl (Weizen, Roggen)	4,0–5,0
Naturreis	3,0
Vollwertnudeln	2,0–4,0
Vollwertbrot	1,5–2,5
Hülsenfrüchte, Nüsse und Samen	
Linsen, Bohnen (getrocknet)	8,0–9,0
Kichererbsen (getrocknet)	7,0
Mandeln, Haselnüsse	3,0–4,0
Kürbiskerne	12,0
Sonnenblumenkerne	6,0
Kräuter, Gemüse und Kartoffel	
Petersilie (roh)	6,0
Spinat (roh)	4,0
Schwarzwurzeln	3,0
Grünkohl	2,0
Feldsalat	2,0
Gurken, Tomaten	0,5
Blumenkohl, Kohlrabi	0,5
Kartoffel	0,5
Dörrobst und Obst	
Aprikosen (Marillen), Feigen (getrocknet)	3,0–5,0
Datteln	3,0
Johannisbeeren, Brombeeren	1,0–1,5
Himbeeren, Heidelbeeren	0,5–1,0
Kiwi, Trauben, Bananen	0,2–0,4
Äpfel, Orangen	0,1–0,2
Pilze	
Pfifferlinge/Eierschwammerln (gegart)	6,0

Eisenraub — diese Nahrungsfaktoren verschlechtern die Aufnahme

Eisen in den Lebensmitteln — was auf dem Teller liegt, kommt nicht immer im Blut an

Die Eisenversorgung ist aber auch noch von ganz anderen Faktoren abhängig. Was in den Lebensmitteln an Mikronährstoffen – so auch an Eisen – steckt, landet nicht zwangsweise auf dem Teller, denn Lagerung und Nahrungsmittelzubereitung (z.B. Wässern, Kochen, Braten) sorgen für Verluste. Werden z.B. die eisenhaltigen Hülsenfrüchte oder auch Vollkornnudeln gekocht, dann können die Verluste durch die Erhitzung bzw. den Übertritt in das Kochwasser schon bis zu 30 Prozent betragen. Aber

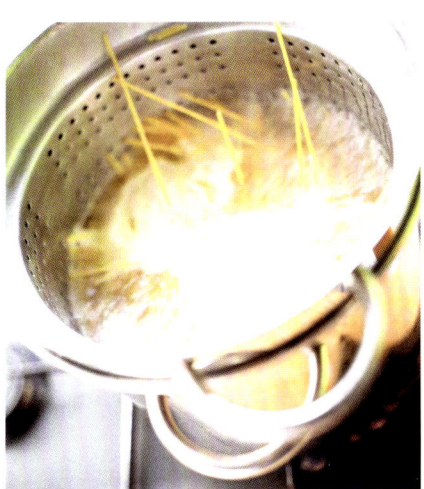

Michaela Döll
Margit Weichselbraun
Eisenmangel

auch die Zusammensetzung von Lebensmitteln spielt bei der Eisenaufnahme eine wichtige Rolle. So können bestimmte Inhaltsstoffe dafür sorgen, dass nicht viel von diesem Spurenelement im Körper ankommt – selbst wenn es sich um ein eisenreiches Lebensmittel handelt (siehe nachfolgende Tabelle auf Seite 34). Hier wären vor allem die Phytinsäuren zu nennen, die vor allem in Getreide und Hülsenfrüchten vorkommen. Diese bioaktiven Pflanzeninhaltsstoffe „umklammern" quasi die Eisenmoleküle und bilden auf diese Art und Weise unlösliche Komplexe. Damit tragen Vollkornbrot, Erbsen und Co., die ja eigentlich relativ viel Eisen enthalten, nicht wirklich zur Versorgung mit dem Spurenelement Eisen bei. Aber auch andere Komplexbildner müssen hier genannt werden, wie z.B. die im Spinat vorkommende Oxalsäure.

Allgemein behindern auch die in pflanzlichen Zellhüllen vorkommenden Holzstoffe (Lignine) den Übertritt des Eisens aus dem Darm in das Blut. Ebenso sind hier sekundäre Pflanzeninhalts-

stoffe (Gerbstoffe) zu nennen, die beispielsweise in den Schalen von Weintrauben oder im Tee und Kaffee vorkommen. Und auch die Ballaststoffe allgemein, wie wir sie im Gemüse, Salat und auch in Obstsorten antreffen, können die Eisenaufnahme behindern.

Ergänzend sollte hier hinzugefügt werden, dass auch andere Elektrolyte, wie z.B. Kalzium, Zink, Kupfer und Mangan, die Eisenverwertung einschränken können. Bei der gleichzeitigen Aufnahme dieser „Konkurrenten" schränkt der Darm die Eisenverwertung ein. Was nicht aufgenommen wird, wird ausgeschieden. Die oben genannten Komplexbildner und Ballaststoffe, die vorrangig in pflanzlichen Lebensmitteln vorkommen, sind grundlegend verantwortlich dafür, dass die Verwertung des Eisens aus pflanzlichen Lebensmitteln im Allgemeinen deutlich schlechter

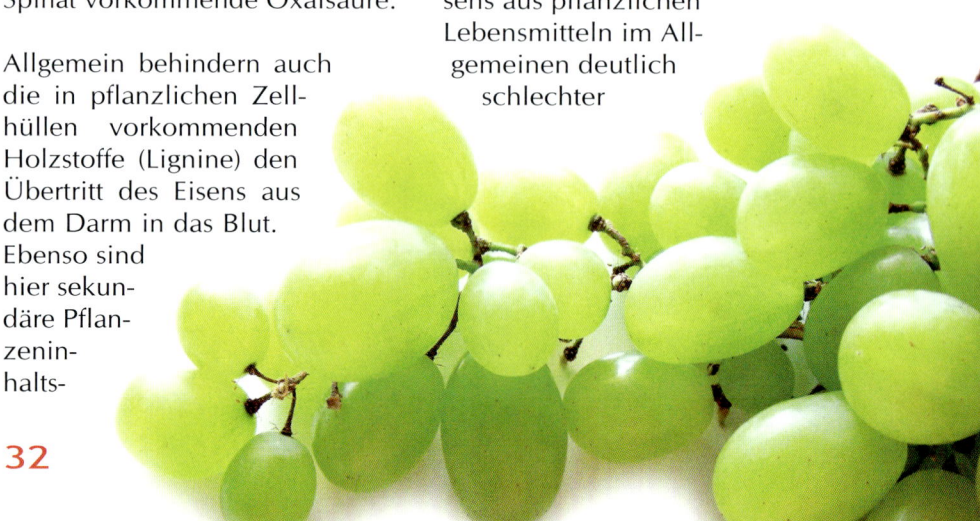

ist als jene aus tierischen Produkten. So liegt die Eisenaufnahme aus den vegetarischen Nahrungsmitteln bei etwa zwei bis acht Prozent, während die Verwertbarkeit des Eisens aus vom Tier stammenden Lebensmitteln bei 10 bis 20 Prozent liegen kann. Ganz allgemein ergibt sich bei einer gemischten Kost in den westlichen Industrieländern eine Aufnahmerate von 10 bis 15 Prozent.

Fastfood und moderne Kostformen bremsen Eisen aus

Fettig, salzig oder süß – so kann man die Nahrungsmittel oder Gerichte charakterisieren, die rasch verfügbar im Schnellrestaurant oder auf der Straße verzehrt werden können. Pizza, Burger und Co. sind zwar meist reich an Energie, dafür aber arm an Vitalstoffen. Darüber hinaus sind diese Produkte häufig gespickt mit Lebensmittelzusatzstoffen, wie z.B. Verdickungs- oder Bindemitteln (Alginate). Diese setzen die Verwertbarkeit des Eisens herab. Alginate findet man auch z.B. in Speiseeis, Puddingpulver oder sonstigen Fertiggerichten. Häufig trinken vor allem Kinder und Jugendliche auch gerne ein colahaltiges Getränk zu

Eisen in den Lebensmitteln — was auf dem Teller liegt, kommt nicht immer im Blut an

Michaela Döll
Margit Weichselbraun
Eisenmangel

diesen schnellen Mahlzeiten. Solche „Softdrinks" sind häufig nicht nur reich an Zucker, sondern enthalten auch jede Menge Phosphate. Mit etwa 150 bis 200 mg Phosphat pro Liter kann man von echten „Phosphatbomben" sprechen. Mit einem Liter Cola erreicht man bis zu 70 Prozent der empfohlenen Tageszufuhr für Erwachsene! Phosphate finden wir als Schmelzsalze oder Konservierungsmittel auch in Käse- und Wurstwaren. Untersuchungen zufolge hat sich die Phosphatzufuhr seit den Neunzigerjahren des letzten Jahrhunderts verdoppelt. Unter dem Einfluss von Phosphat gerät die Aufnahme an Eisen (und anderen wichtigen Mikronährstoffen wie z.B. Kalzium) ins Stocken. Damit sind solche Kostformen auch maßgeblich für eine unzureichende Eisenaufnahme bzw. -verwertung mitverantwortlich.

Lebensmittelinhaltsstoffe mit nachteiligem Einfluss auf die Eisenverwertung (Beispiele)	
Lebensmittel	Inhaltsstoff
Hülsenfrüchte, Getreide	Phytinsäuren
Spinat, Rhabarber	Oxalsäure
Gemüse, Früchte	Holzstoffe (Lignine)
Kaffee, Tee	Gerbstoffe
Kerne, Schalen von Früchten	Gerbstoffe
Rohkost (Gemüse, Salate)	Ballaststoffe
Vollwertgetreide	Ballaststoffe
Milch, Milchprodukte	Kalzium
Colagetränke, Limonaden	Phosphate
Käse, Wurst	Phosphate
Speiseeis, Puddingpulver	Verdickungsmittel
Fertigsoßen	Verdickungsmittel

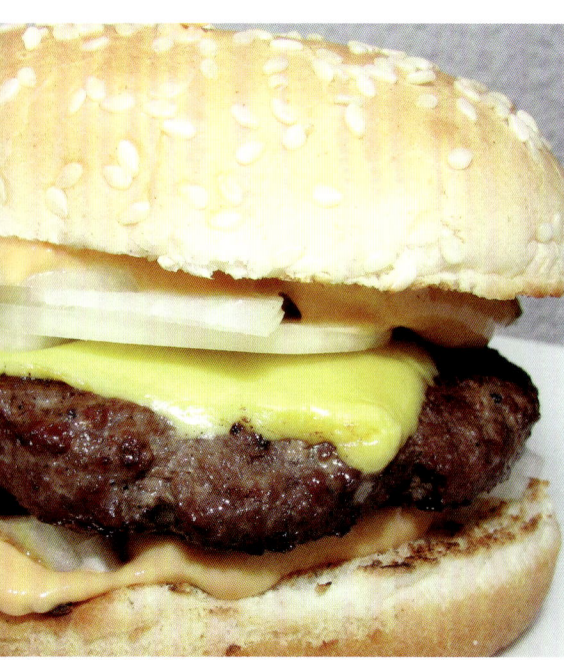

Anders: spezielle pflanzliche Eisenpräparationen kommen an

Eisen aus pflanzlichen Extrakten (z.B. Curryblattextrakt), bei denen die störenden Komplexbildner entfernt wurden, werden gut aufgenommen und können sich im Blut somit auch anreichern – das ist die gute Nachricht!

Tatsächlich hat eine österreichische Studie aus dem Jahr 2013 gezeigt, dass pflanzliches Eisen – auch in kleinen Dosierungen – im Körper gut ankommt. In dieser Studie erhielten 26 Frauen zwischen 20 und 78 Jahren, die unter Anämie und/oder Eisenspeichermangel litten, drei Monate lang pflanzliches Eisen aus dem Curryblatt in einer Dosierung von 14 mg täglich. Trotz der geringen Dosierung stieg der Spiegel des Speichereisens „Ferritin" in den drei Monaten um durchschnittlich 64,7 Prozent an – und das bei ausgezeichneter Verträglichkeit (siehe Abbildung auf Seite 36). Die Veränderungen im Blut gingen, nach dem Ergebnis einer entsprechenden Fragebogenauswertung, bei einigen der Studienteilnehmerinnen auch mit einer deutlichen Verbesserung des Wohlbefinden einher.

Eisen in den Lebensmitteln — was auf dem Teller liegt, kommt nicht immer im Blut an

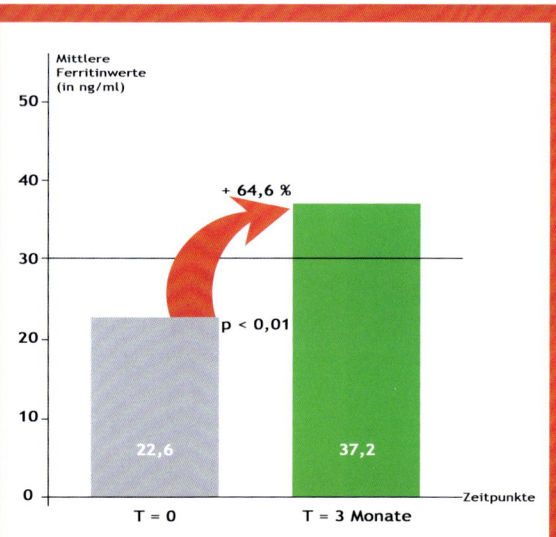

Der mittlere Ferritinwert steigerte sich bei den ausgewerteten Teilnehmerinnen um 64,6 %.

Pflanzliches Eisen geht eigene Wege

Inzwischen wurden die Erkenntnisse um die Aufnahme von pflanzlichem Eisen erweitert. So weiß man, dass dieses einem eigenständigen, bislang unbekannten Aufnahmeweg im Darm folgt. Die Eisenspeicherform der Pflanzen besteht aus Tausenden von Eisenatomen, die von einer Proteinhülle umgeben sind. Diese Eisen-Eiweiß-Strukturen sind sehr robust. Sie sind hitzestabil und werden durch die Magensäure nicht zerstört. Somit kommen sie intakt im Darm an und werden dort langsam aufgespalten und das Eisen wird nach und nach freigesetzt. Dadurch kann sich zum einen die Aufnahme verbessern, zum anderen hat der Körper auch bessere Kontrollmöglichkeiten über die Eisenaufnahme.

Die neuen Erkenntnisse aus der Eisenforschung rücken pflanzliches Eisen in ein neues Licht und führen zu einem Umdenken. Die These, dass pflanzliches Eisen generell schlecht verwertbar ist, kann mittlerweile als überholt eingestuft werden. Speziell aufbereitete Pflanzenextrakte füllen, Untersuchungen zufolge, Eisenspeicher mindestens genauso gut auf wie marktübliche Eisensalz-Präparate – und das bei einer hohen Verträglichkeit.

Die Entdeckung eines eigenen Transportwegs für pflanzliches Eisen kann zudem eine Chance für Menschen sein, die auf herkömmliche Eisentabletten nicht reagieren.

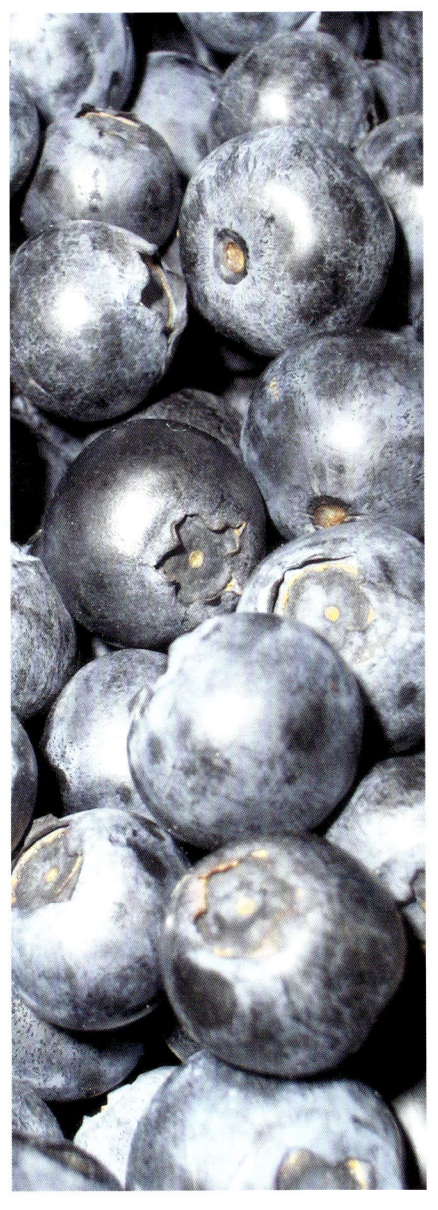

Eisen in den Lebensmitteln — was auf dem Teller liegt, kommt nicht immer im Blut an

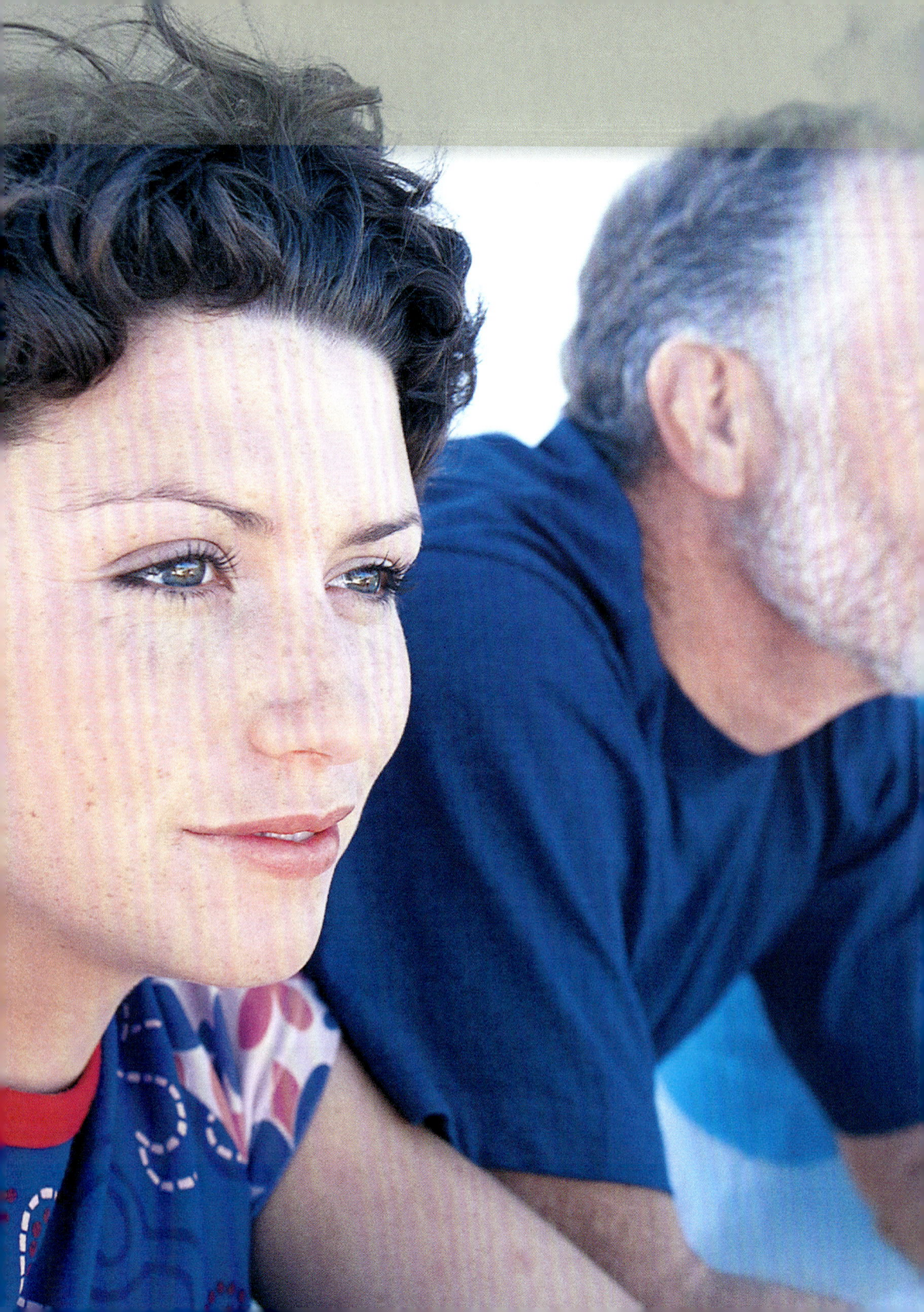

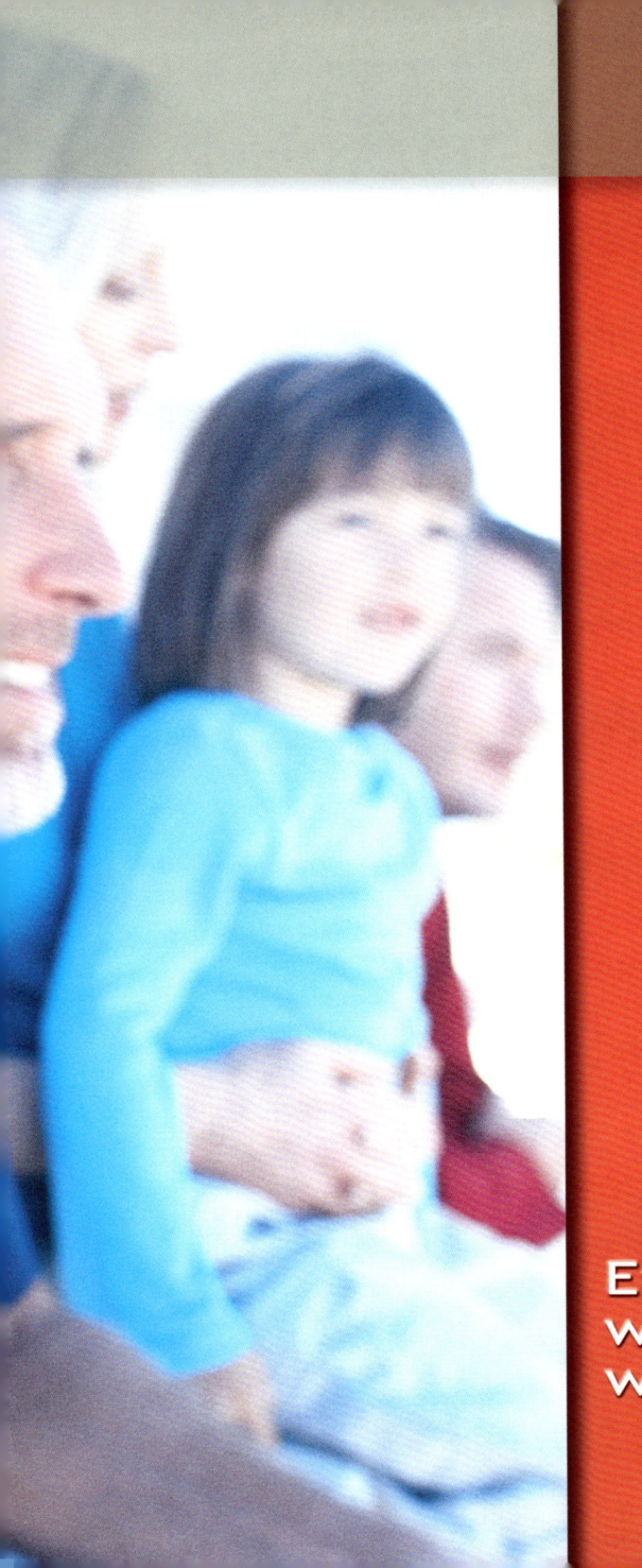

Eisenbedarf — wer benötigt wie viel?

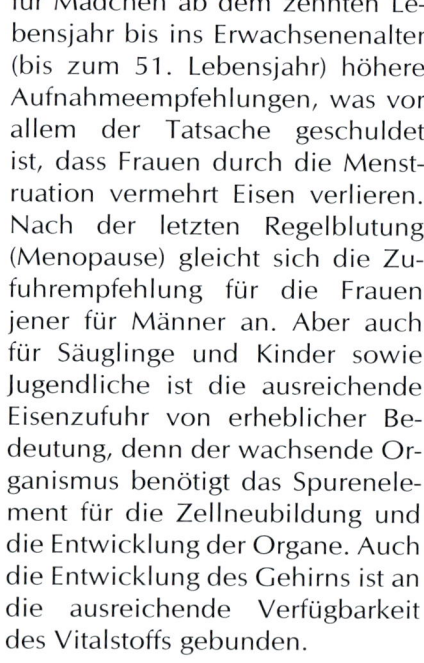

Michaela Döll
Margit Weichselbraun
Eisenmangel

Eisenbedarf — wer benötigt wie viel?

Geschlechts- und altersabhängige Empfehlung

Für Eisen gelten, je nach Alter und Geschlecht, unterschiedliche Zufuhrempfehlungen (siehe Tabelle auf Seite 41). Allgemein gelten für Mädchen ab dem zehnten Lebensjahr bis ins Erwachsenenalter (bis zum 51. Lebensjahr) höhere Aufnahmeempfehlungen, was vor allem der Tatsache geschuldet ist, dass Frauen durch die Menstruation vermehrt Eisen verlieren. Nach der letzten Regelblutung (Menopause) gleicht sich die Zufuhrempfehlung für die Frauen jener für Männer an. Aber auch für Säuglinge und Kinder sowie Jugendliche ist die ausreichende Eisenzufuhr von erheblicher Bedeutung, denn der wachsende Organismus benötigt das Spurenelement für die Zellneubildung und die Entwicklung der Organe. Auch die Entwicklung des Gehirns ist an die ausreichende Verfügbarkeit des Vitalstoffs gebunden.

Somit ist es nicht allzu verwunderlich, dass sich die Zufuhrempfehlungen im Kindesalter (zumindest ab einem Lebensalter von zehn Jahren) nicht von jenen für Erwachsene unterscheiden. Im Gegenteil: im höheren Lebensalter nimmt der Bedarf an Eisen, im Vergleich zum Jugendlichen oder jüngeren Erwachsenen, sogar wieder ab.

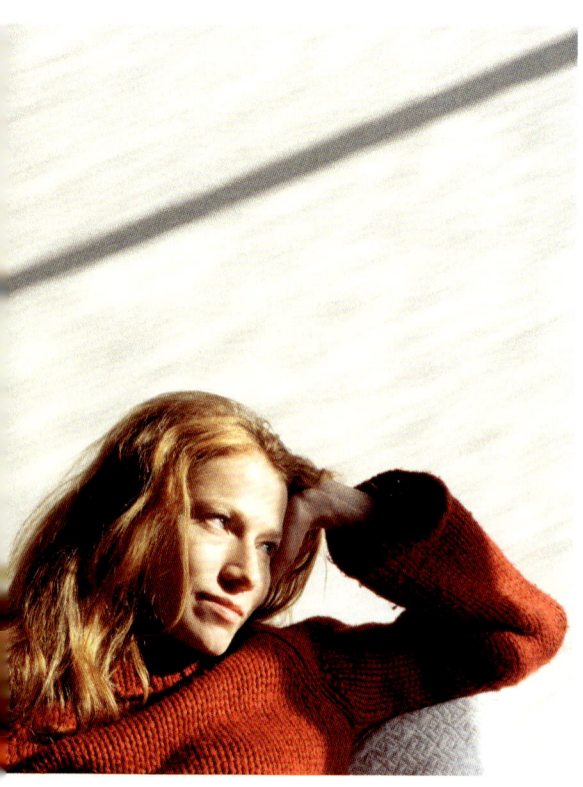

Eisenbedarf — wer benötigt wie viel?

Zufuhrempfehlungen
(Referenzwerte für die Nährstoffzufuhr in Deutschland, Österreich, Schweiz) 2013

Alter	Eisen (mg/Tag) ♀	Eisen (mg/Tag) ♂
Säuglinge		
0–4 Monate	0,5	0,5
4–12 Monate	8	8
Kinder		
1–4 Jahre	8	8
4–7 Jahre	8	8
7–10 Jahre	10	10
10–13 Jahre	15	12
13–15 Jahre	15	12
Jugendliche und Erwachsene		
15–19 Jahre	15	12
19–25 Jahre	15	10
25–51 Jahre	15	10
51–65 Jahre	10	10
> 65 Jahre	10	10
Schwangere	30	-
Stillende	20	-

Michaela Döll
Margit Weichselbraun
Eisenmangel

Referenzwerte – hier wird „pauschal" geurteilt

Die Zufuhrempfehlungen für Mikronährstoffe wie z.B. Eisen gelten allgemein. Sie dienen lediglich der Vermeidung eines Mangels, ein krankheitsbedingter Mehrbedarf wird nicht berücksichtigt. Dabei wird von einer rein statistischen und experimentell ermittelten Normalverteilung ausgegangen. Das bedeutet, dass „die dem durchschnittlichen Wert der Gruppe entsprechende Zufuhr an Nährstoffen von 50 Prozent aller untersuchten Personen gedeckt wird, während der Bedarf der restlichen 50 Prozent der Gruppe nicht erreicht wird" (Zitat aus der offiziellen Referenzwert-Empfehlung). Und so wird auch kein Bezug genommen auf „individuell" geprägte Lebensstilfaktoren oder Besonderheiten des Einzelnen. So spielt ein erhöhter Bedarf, der etwa aus einer Erkrankung (z.B. Durchfallerkrankung) oder auch der Anwendung eines Medikamentes resultieren kann, für die allgemeinen Empfehlungen keine Rolle. Auch die Anwendung von Arzneimittelwirkstoffen kann die Eisenversorgung verschlechtern, denn diese kann die Verwertbarkeit des Eisens aus der Nahrung nachteilig beeinflussen. Ebenso wenig wird berücksichtigt, was sonst so auf dem Teller landet und die Eisenverwertung eventuell einschränkt oder ob z.B. viel Kaffee oder Tee getrunken wird. Und letztlich sind diese Einflussgrößen für den individuellen Bedarf von erheblicher Bedeutung. Lediglich das Wachstum, die Schwangerschaft und die Stillzeit finden bei den offiziellen Bedarfsempfehlungen Beachtung.

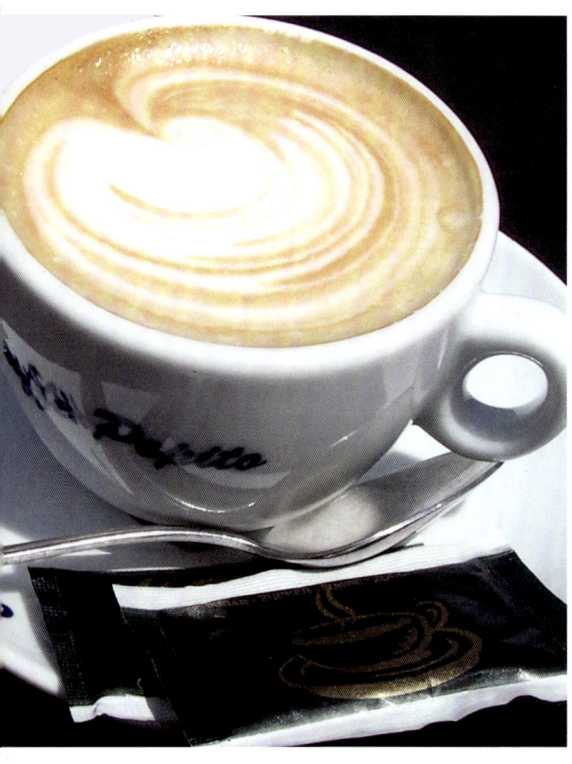

Eisenbedarf — wer benötigt wie viel?

Zu den Risikogruppen, die infolge eines erhöhten Eisenbedarfs von einer unzureichenden Versorgung betroffen sein können, zählen vor allem Kinder und Jugendliche, junge Frauen, sportlich Aktive, Schwangere und Stillende sowie ältere Menschen.

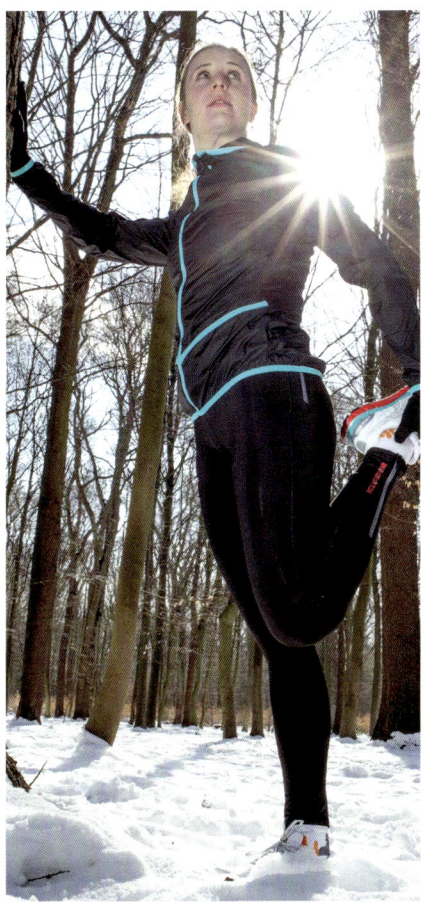

Michaela Döll
Margit Weichselbraun
Eisenmangel

Jede zweite Frau ist unterversorgt

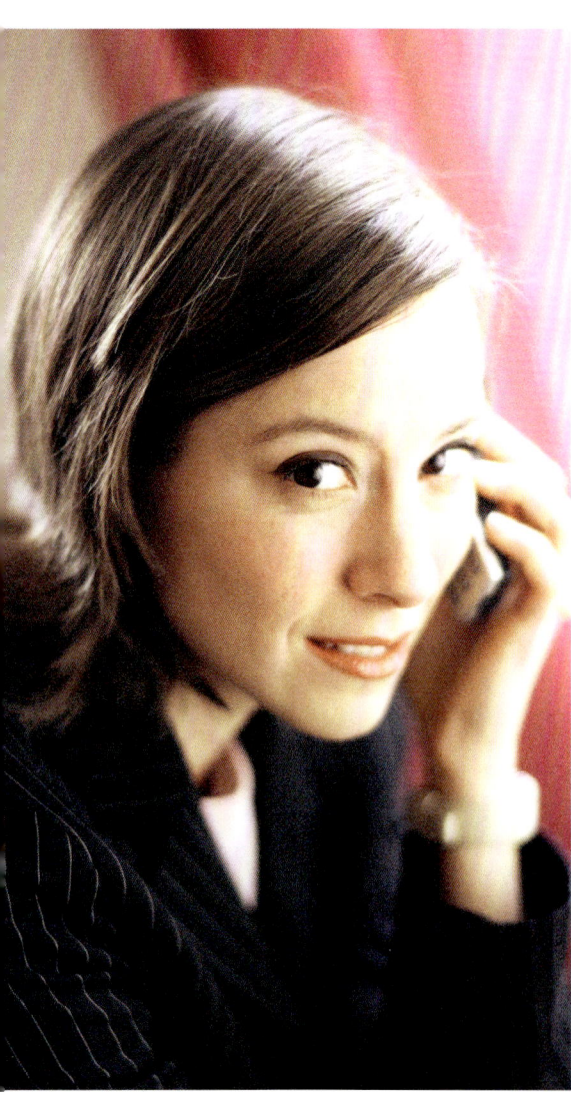

Weltweit betrachtet ist Eisen der Mikronährstoff, an dem es am häufigsten fehlt. Die Weltgesundheitsorganisation (WHO) geht davon aus, dass etwa 600 Millionen Menschen von einem Eisenmangel betroffen sind.

Im Rahmen der Nationalen Verzehrsstudie II wurden in Deutschland die Ernährungsgewohnheiten sowie der Lebensmittelverzehr im Speziellen analysiert. An dieser vom Bundesministerium für Ernährung, Landwirtschaft und Verbraucherschutz in Auftrag gegebenen Untersuchung nahmen im Zeitraum vom November 2005 bis zum Januar 2007 ca. 20.000 Personen im Alter zwischen 14 und 80 Jahren teil. Mit Hilfe dieser repräsentativen Daten sollte die Nährstoffaufnahme erfasst und mit den allgemeinen Zufuhrempfehlungen (Referenzwerte für die Nährstoffzufuhr) verglichen werden. Für das Spurenelement Eisen ergab sich Folgendes:

Insgesamt 14 Prozent der untersuchten Männer und 58 Prozent der untersuchten Frauen nahmen weniger Eisen auf als empfohlen. Die mittlere Eisenzufuhr lag bei Frauen im Alter bis zu 50 Jahren häufig deutlich unterhalb des empfohlenen Wertes. Besonders

Eisenbedarf — wer benötigt wie viel?

betroffen waren junge Frauen (jünger als 24 Jahre). Bei ihnen war die mittlere Eisenaufnahme sogar nur halb so hoch wie sie eigentlich sein sollte. Interessant war hier, dass die aufgenommenen Eisenmengen vor allem durch den Verzehr von Brot und den Konsum alkoholfreier Getränke zustande kamen. Erst als dritthäufigste Eisenquelle wurden Fleisch und Wurst (Männer) bzw. Gemüse (Frauen) ermittelt. Auch in Österreich sind Mädchen und junge Frauen sowie Schwangere und Stillende häufig mit Eisen unterversorgt. Bis zu 75 Prozent der Frauen im Alter zwischen 14 und 50 Jahren führen ihrem Körper zu wenig Eisen zu.

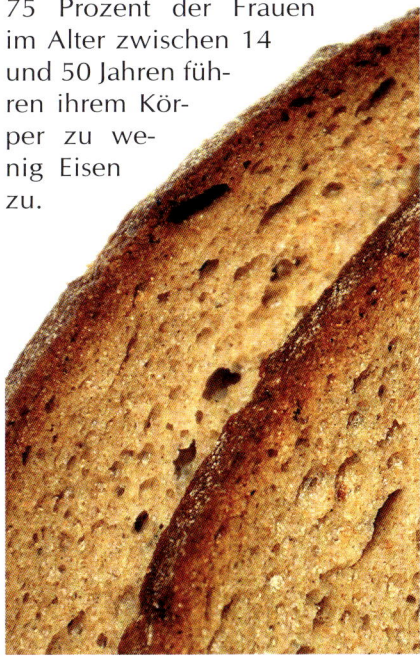

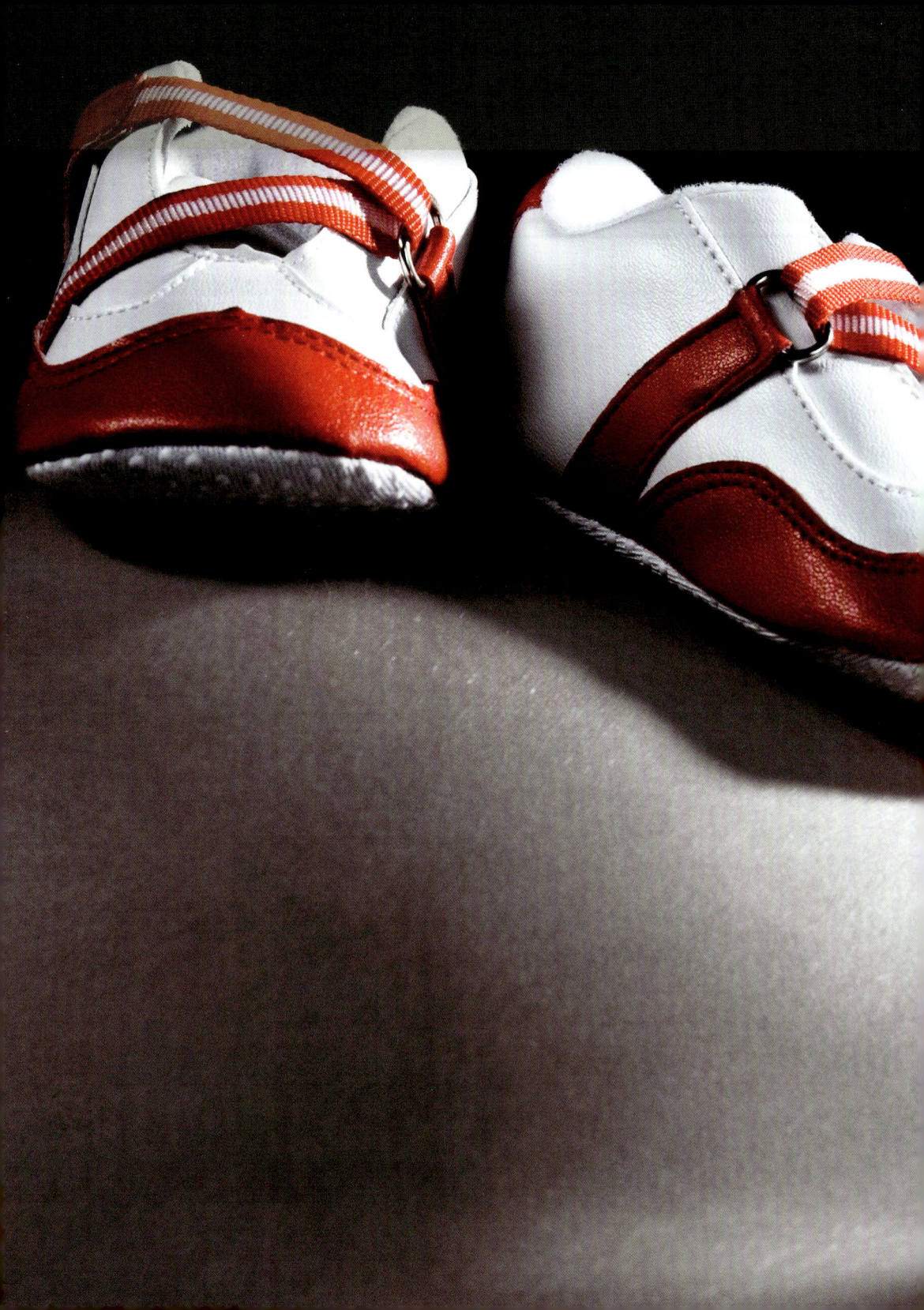

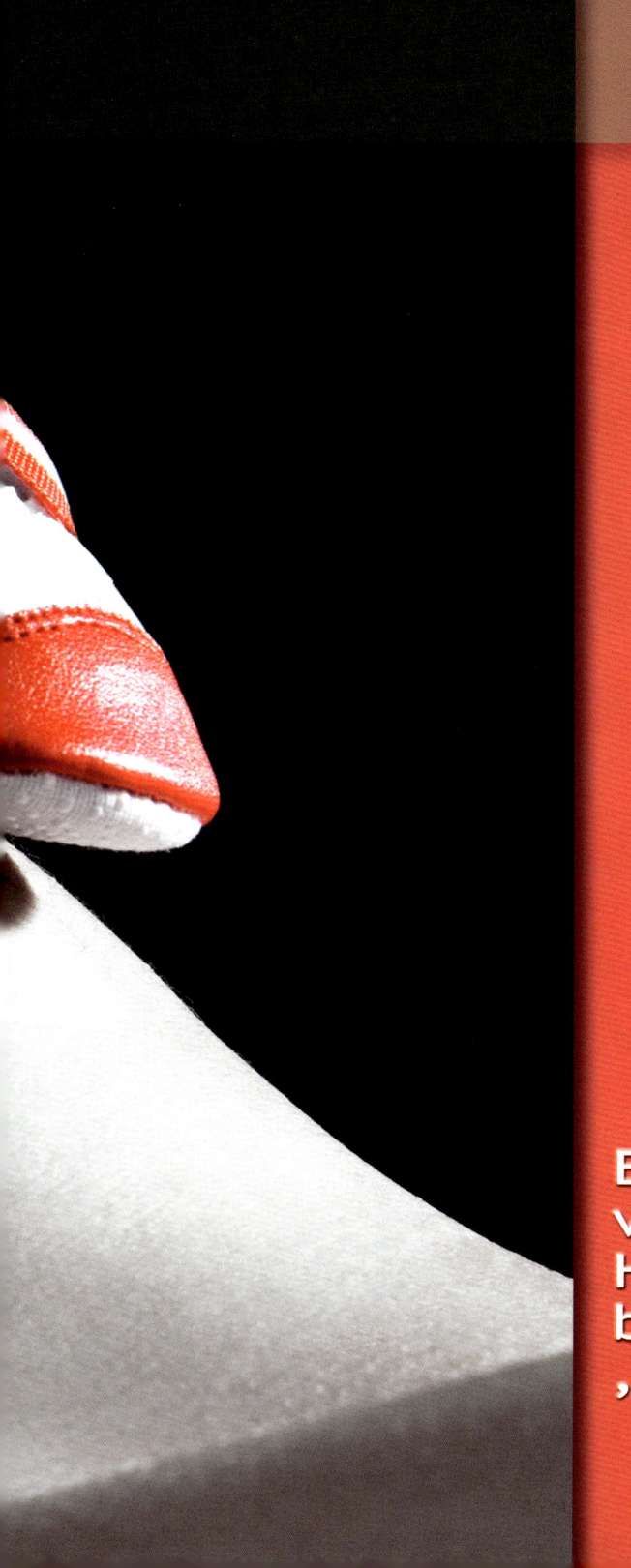

Eisen-
versorgung:
Hier kann es
besonders
„eng" werden

Eisenversorgung: Hier kann es besonders „eng" werden

Mehrbedarf, erhöhte Verluste und einseitige Ernährung — die Ursachen für einen Mangel sind vielfältig

Es gibt viele Faktoren, die ein Eisendefizit begünstigen können (siehe Tabelle). Diese wollen wir uns im Folgenden einmal näher anschauen. Grundlegend gilt allerdings, dass ein Mangel z.B. durch einseitige Ernährung (unzureichende Eisenzufuhr) oder auch durch einen erhöhten Bedarf (Wachstumsphasen, Schwangerschaft etc.) begünstigt wird. Weiterhin kann es auch zu Verwertungsstörungen des Eisens kommen, wie etwa durch bestehende Erkrankungen des Verdauungstraktes oder auch Medikamente. Ebenso gibt es Erkrankungen (z.B. Hämorrhoiden) und auch natürliche Zustände (z.B. Menstruation), die mit vermehrten Blutverlusten einhergehen und dadurch eine defizitäre Versorgung mit dem Spurenelement zur Folge haben.

Mögliche Ursachen für einen Eisenmangel	
Einseitige Ernährung	■ Zu geringe Zufuhr (z.B. Veganer) ■ Häufige Anwendung von Diäten
Erhöhter Bedarf	■ Wachstum ■ Schwangerschaft, Stillzeit ■ Stoffwechselstörungen ■ Sport, häufiger Aufenthalt in großen Höhen
Aufnahmestörungen	■ Entzündungen im Magen-, Darmbereich ■ Glutenunverträglichkeit ■ Lebensmittelinhaltsstoffe (z.B. Ballaststoffe) ■ Medikamente
Verluste	■ Blutungen aller Art

Mamma mia — jetzt ist Eisen besonders wichtig

Während der Schwangerschaft und der Stillzeit besteht eine deutlich erhöhte Aufnahmenotwendigkeit für das Spurenelement, obwohl der Eisenverlust über die Regelblutung entfällt. Der Eisenbedarf einer werdenden Mutter ist – im Vergleich zu einer Nichtschwangeren – um den Faktor 2 erhöht. Die schwangere Frau muss jetzt mehr Blut bilden, um den Versorgungskreislauf aufrecht zu erhalten. Gleichzeitig zehrt aber das heranwachsende Kind am Eisenbestand der Mutter. Auch

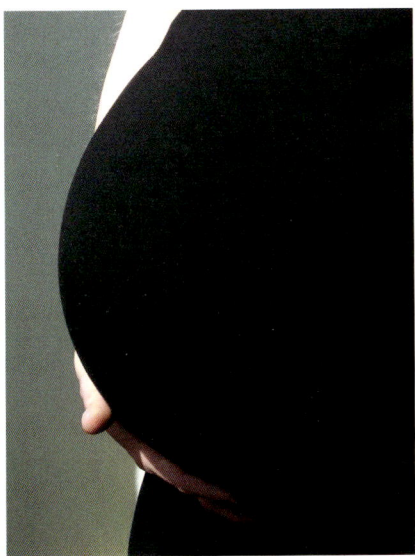

Eisenversorgung: Hier kann es besonders „eng" werden

Michaela Döll
Margit Weichselbraun
Eisenmangel

für die Entwicklung des Mutterkuchens (Plazenta) wird das Spurenelement benötigt. Und dieser übernimmt wichtige Aufgaben. So gewährleistet dieses Gewebe die Versorgung des heranwachsenden Babys mit Sauerstoff und Nährstoffen und sorgt dafür, dass der Fötus nicht mit Giftstoffen belastet wird. Mit Hilfe dieses „Speichereisens" aus der Plazenta kommt das Neugeborene bis zum vierten Lebensmonat „über die Runden". Erst dann steigt der Bedarf wieder an.

Auch für das Stillen gelten erhöhte Zufuhrempfehlungen, denn das Baby erhält ja die großen Mengen an diesem Spurenelement, welches es für die Blutbildung benötigt, über die Muttermilch, und damit droht stillenden Frauen grundlegend auch ein Defizit. Aber auch für den Säugling kann die Eisenversorgung knapp werden, denn die Konzentration an Eisen in der Muttermilch nimmt während des ersten halben Jahrs nach der Geburt um etwa 50 Pro-

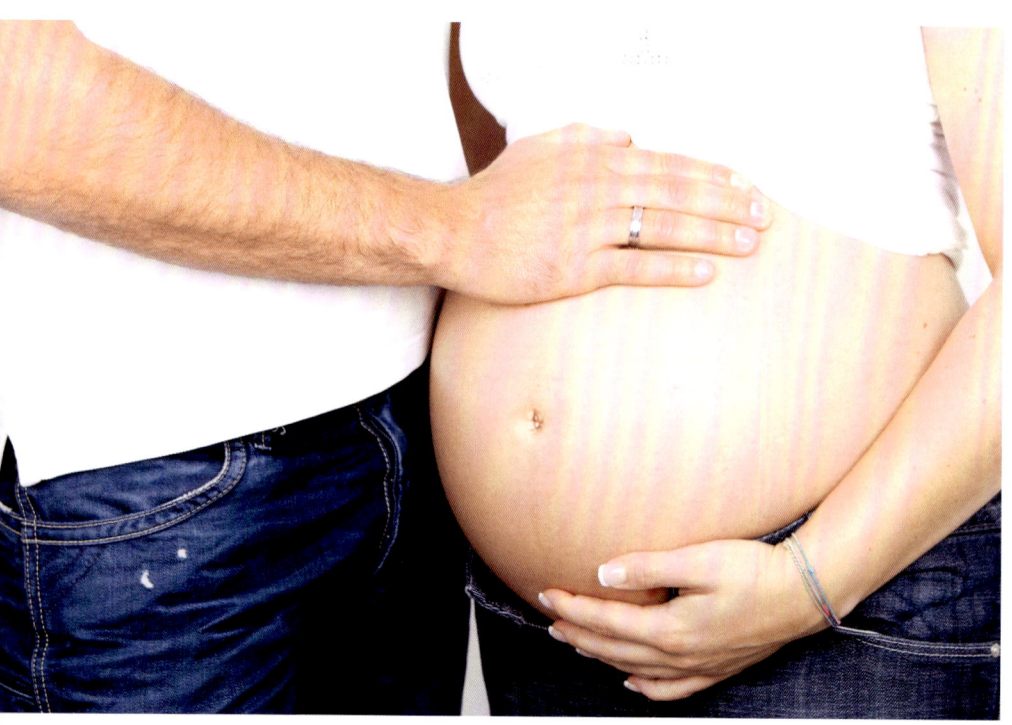

zent ab. Daher sollte das Baby ab dem sechsten Monat eine Beikost erhalten, die ihm zusätzlich Eisen zur Verfügung stellt.

Das „doppelte" Eisen — bei Schwangeren oft nicht vorhanden

Untersuchungen haben gezeigt, dass im Durchschnitt etwa die Hälfte aller Frauen bereits vor einer Schwangerschaft nicht genügend Eisen aufnimmt. Gerade junge Frauen im Alter bis zu 25 Jahren erreichen nicht einmal die Hälfte der empfohlenen Tageszufuhr an Eisen und treten damit nicht selten schon mit geleerten Eisenspeichern das „Mutterwerden" an. Wird während der Schwangerschaft Eisen nicht in ausreichender Menge zugeführt, dann steigt das Risiko für eine unterentwickelte, zu kleine Plazenta für das heranwachsende Kind. Die Versorgung des Fötus mit lebensnotwendigem Sauerstoff und mit Nährstoffen kann damit ins Wanken geraten. Insgesamt kann das Risiko für eine Fehlgeburt bei einem Eisenmangel ansteigen. Auch für die Mutter ist das Defizit unter Umständen von Nachteil: Ihre Abwehrkraft verschlechtert sich, und bei der Geburt kann eine durch Eisenmangel

Eisenversorgung: Hier kann es besonders „eng" werden

hervorgerufene Verminderung der Blutreserven das Risiko für eine Bluttransfusion erhöhen. Daher ist gerade während der Schwangerschaft und der Stillzeit auf eine ausreichende Eisenversorgung zu achten.

Diäten „crashen" den Eisenbestand

Frauen lieben sie besonders: Diäten, die möglichst schnell zum Verlust überschüssiger Pfunde führen. Was tut „frau" dafür nicht alles. Besonders beliebt sind niedrigkalorische „Stressdiäten", die den Körper durch den Nahrungsentzug bzw. die Einschränkung von Kalorien tatsächlich so richtig unter Stress setzen. Dadurch werden vermehrt Stresshormone ausgeschüttet, die wiederum Heißhungerattacken auslösen. Jede dritte Frau hat sich – Umfragen zufolge – mindestens einmal, häufig aber mehrmals im Leben einer solchen Hungerkur unterzogen. Dabei wäre „langsam Abnehmen" die Devise. Als „gesund" gilt dabei eine Gewichtsreduktion von etwa einem Pfund bis maximal einem Kilogramm pro Woche. Dazu haben allerdings die wenigsten Menschen die erforderliche Geduld. Schnell soll es gehen, wobei der gefürchtete Jojo-Effekt schon an der nächsten Biegung lauert.

Mit der Wiederholung von Diäten schaukelt sich nicht selten das ursprüngliche Körpergewicht nach oben. Gerade bei solchen Crashdiäten (weniger als 1500 kcal) kommen die Mikronährstoffe häufig zu kurz, denn sie sind ja

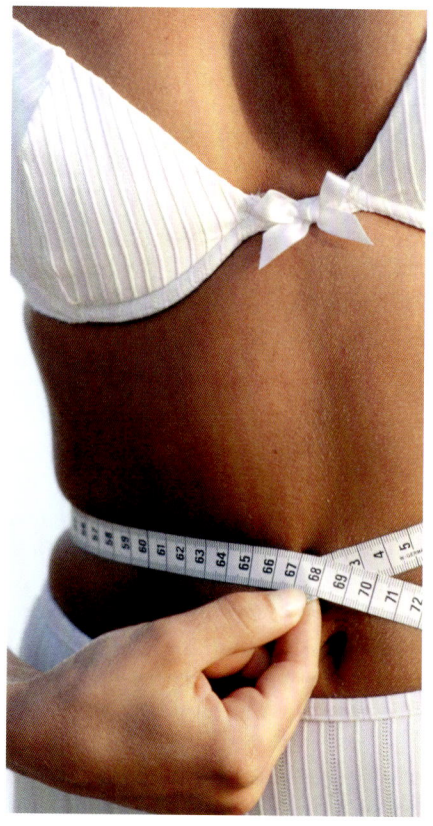

nur in geringen Mengen in den Lebensmitteln vorhanden. Auch das Spurenelement Eisen kann hier ins „Aus" geraten, vor allem wenn die Diät eher vegetabil ausgerichtet ist. Häufig sind ja in pflanzlichen Lebensmitteln nicht nur geringe Eisenkonzentrationen, sondern auch noch gleichzeitig „Eisenklammerstoffe" (z.B. Rohfaser-, Ballaststoffe, Phytinsäuren, Oxalsäure etc.) vorhanden, die eine optimale Ausnutzung des (wenigen) Eisens unterbinden.

Vegan for life — da kommt Eisen zu kurz

Der völlige Verzicht auf jegliche Nahrung tierischer Herkunft boomt. Immer mehr Menschen schließen sich aus den unterschiedlichsten Gründen dieser Strömung an. In Österreich leben Schätzungen zufolge derzeit etwa 220.000 und in Deutschland geschätzte 600.000 Veganer — Tendenz steigend. Das bedeutet nicht nur Verzicht auf Fleisch, sondern auch sonstige tierische Nahrungsmittel, wie z.B. Eier, Milch und Milchprodukte sowie Honig, „außen vor" zu lassen. Grundlegend besteht hierbei die Gefahr, dem Körper nicht ausreichend Eisen (und andere wichtige Mikronähr-

Eisenversorgung: Hier kann es besonders „eng" werden

Eisenmangel

stoffe) zuzuführen. Dies gilt ganz besonders für vegan ernährte Kinder. Offizielle Ernährungsgremien raten daher von der veganen Kost für Säuglinge, Kinder und Heranwachsende ab. Wer sich längerfristig oder gar ein Leben lang nach diesen strengen Kriterien ernährt, kann über die unzureichende Zufuhr und die verminderte Verfügbarkeit von Eisen aus pflanzlicher Kost von einem Eisendefizit betroffen sein.

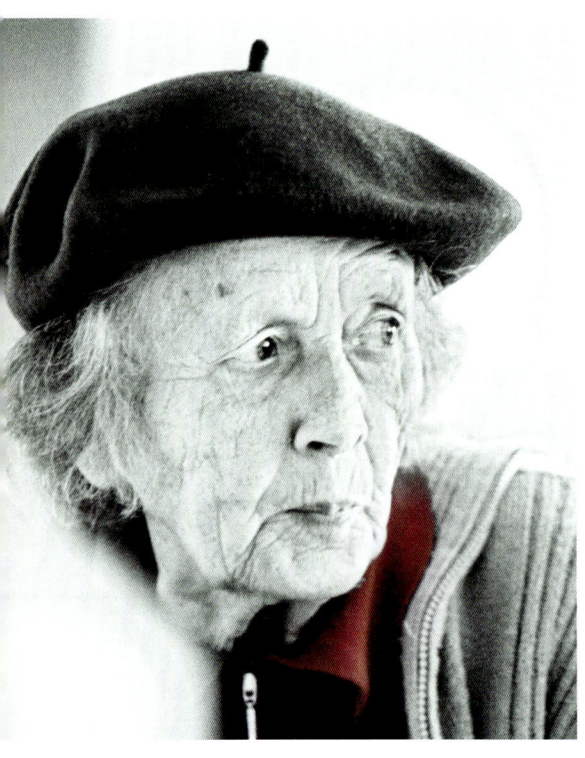

Ältere Menschen sind häufig unterversorgt

Mit zunehmendem Alter ändern sich nicht selten die Vorlieben und Abneigungen in Sachen „Nahrungsmittel". So riechen und schmecken ältere Menschen meist schlechter als junge Personen. Im Alter leben viele auch alleine und haben nicht die Energie, sich täglich selbst zu bekochen oder mit frischen Lebensmitteln zu versorgen. Zudem haben sie häufig Probleme mit ihren Zähnen und vermeiden daher oft schwer zu kauende Lebensmittel wie z.B. Fleisch. Dazu kommt, dass die Aufgabe des Darmes, Nährstoffe zu verwerten, mit zunehmendem Alter schlechter wahrgenommen werden kann. So bleibt die Ausnutzung an Mikronährstoffen wie etwa dem Eisen nicht selten auf der Strecke. Auch das Risiko für kleine Blutungen (und damit Verluste am Eisenbestand) im Verdauungstrakt kann zunehmen. Bei alten Menschen treten vielfach auch Erkrankungen auf, welche die Anwendung von Medikamenten notwendig machen. Diese können ebenfalls die Eisenaufnahme einschränken und einen Eisenmangel begünstigen.

Sport ist „Eisenmord"

Wer viel Sport treibt oder häufig hart körperlich arbeitet, verliert wasserlösliche Mikronährstoffe über den Schweiß. Davon ist auch Eisen betroffen, wobei der „Frauenschweiß" mehr Eisen enthält als der „Männerschweiß". Männer schwitzen dafür aber in der Regel mehr als ihre weiblichen Artgenossen. Saunagängerinnen und -gänger sind hier übrigens ebenfalls anzuführen.

Sportler scheiden zudem vermehrt Eisen über den Urin aus. Und schließlich gehen bei sportlichen Höchstleistungen bzw. extremen Belastungen (z.B. Marathonlauf) auch vermehrt rote Blutkörperchen zugrunde, die neu ersetzt werden müssen. Bei Läufern hat man die Beobachtung gemacht, dass während einer intensiven Trainingseinheit zwischen 2 und 5 mg Eisen zusätzlich in Form von „Sickerblutungen" verloren gehen können. Einige Sportler greifen vor Extrembelastungen auch zu Schmerzmitteln, wie z.B. Acetylsalicylsäure, Ibuprofen oder Diclofenac. Damit steigt das Risiko für kleine Blutungen im Magen-Darm-Bereich an, was wiederum mit Eisenverlusten einhergeht. Zudem bildet der Körper mit zunehmen-

Eisenversorgung: Hier kann es besonders „eng" werden

Übermäßige sportliche Aktivitäten können das Risiko für bakteriell und/oder viral bedingte Erkrankungen erhöhen. Man bezeichnet die erhöhte Infektanfälligkeit als „Open-Window-Phänomen". Die Ursachen hierfür sind noch nicht restlos geklärt. Möglicherweise wird das Immunsystem durch die Ausschüttung von Stresshormonen geschwächt. Aber auch der bei Sportlern häufig vorhandene Eisenmangel kann die körpereigene Abwehr ins „Aus" bringen.

Michaela Döll
Margit Weichselbraun
Eisenmangel

den Trainingsperioden in der Regel eine größere Menge an roten Blutkörperchen, die ja den roten, eisenhaltigen Blutfarbstoff bergen. Der Körper versucht damit dem erhöhten Sauerstoffbedarf gerecht zu werden. Wissenschaftliche Untersuchungen haben gezeigt, dass gut trainierte Ausdauersportler (z.B. Radsport, Skilanglauf, Leichtathletik) – im Vergleich zu untrainierten Personen – im Schnitt etwa 30 bis 40 Prozent mehr rote Blutkörperchen im Körper aufweisen. Die Lebensdauer der roten Blutzellen ist dabei in der Regel deutlich reduziert. Bei Hochleistungssportlern kann die Abbau- und Neubildungsrate der roten Blutkörperchen (Erythrozytenturnover) um bis zu 120 Prozent erhöht sein. Dieser enorme Umsatz geht mit einem erhöhten Eisenumsatz (Freisetzung aus den roten Blutkörperchen, Eisenausscheidung und Neueinbau in die Blutzellen) und somit auch mit einem erhöhten Bedarf an Eisen einher. Gerade sportlich aktive, junge Frauen, insbesondere Langstreckenläuferinnen, sind davon häufig betroffen. Es hat sich gezeigt, dass 80 Prozent der jungen weiblichen Personen, die diesen Sport ausüben, mit Eisen unterversorgt sind.

Bergwandern – wenn die Luft dünn wird, muss Eisen her

Sie wandern gerne in „luftigen" Höhen oder bewegen sich gerne auf einem „Klettersteig"? Dann muss Ihr blutbildendes System deutlich mehr leisten, um die Sauerstoffversorgung zu sichern. Mit zunehmender Höhe nimmt nämlich der Sauerstoffgehalt der Luft deutlich ab. Der Körper versucht

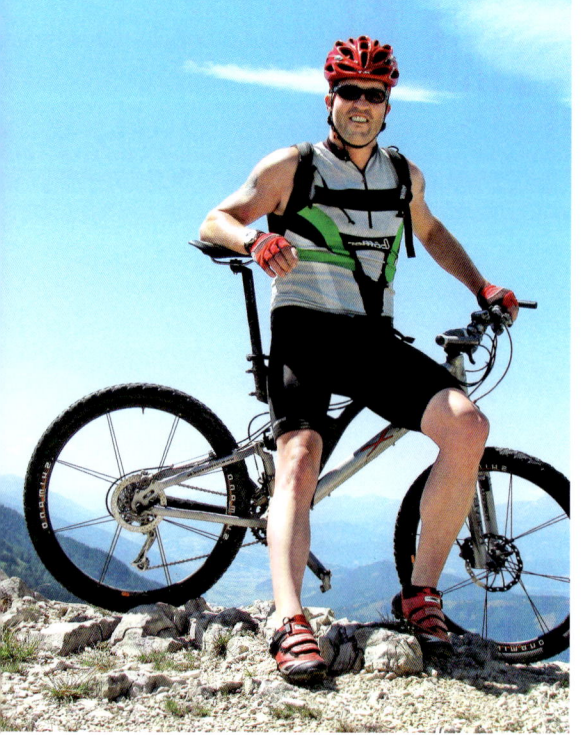

mit einer Reihe von Anpassungsmechanismen der drohenden Sauerstoffnot entgegenzusteuern. So wird die Atmung verstärkt und die Herzaktivität gesteigert. Ein weiterer „Trick" des Körpers ist es aber auch, die Anzahl der sauerstofftransportierenden roten Blutkörperchen (Erythrozyten) zu vermehren. Dadurch kann mehr Sauerstoff in die Gewebe gelangen.

Dieser Vorgang geht mit einem erhöhten Bedarf an Eisen für die Blutbildung einher. Wer also längere Zeit im Gebirge verbringen möchte oder eine längerfristige Klettertour in entsprechenden Höhen plant, der sollte auf eine ausreichende Eisenzufuhr achten, vor allem auch unter dem Aspekt, dass bei sportlichen Höchstleistungen der Erythrozytenturnover, wie oben ausgeführt, erhöht ist.

Blutverlust bedeutet Eisenverlust

Chronisch-entzündliche Magen- oder Darmerkrankung können allerdings noch andere Eisenverluste mit sich bringen. So kommt es bei Magenschleimhautentzündungen bzw. Magengeschwüren häufiger zu Blutungen. Etwa ein Fünftel der Betroffenen zeigt eine akute

Eisenversorgung: Hier kann es besonders „eng" werden

Michaela Döll
Margit Weichselbraun
Eisenmangel

oder gar chronische Blutung, die zum Teil mit blutigem Erbrechen oder mit von Blut dunkel gefärbtem, klebrigem Stuhl („Teerstuhl") einhergehen kann. Da das Eisen vorzugsweise in den roten Blutkörperchen steckt, geht mit jedem Milliliter des roten „Lebenssaftes" auch wertvolles Eisen verloren.

Entzündungen im Darm, Tumore oder Polypen können ebenfalls zum Blutverlust über den Stuhl führen. Auch Menschen, die häufiger unter Nasenbluten leiden, verlieren Eisen. Was weiters vorkommen kann, obgleich eher selten, sind innere Blutungen durch Infektionen (z.B. mit Parasiten).

Dagegen sind kleine Blutungsherde, die beispielsweise von Schmerzmitteln herrühren können, im Magen-Darm-Bereich häufiger anzutreffen.

Und schließlich gibt es auch nicht krankheitsbedingte natürliche Blutverluste, wie beispielsweise die Menstruation der Frauen. Diese monatliche Regelblutung dürfte mit eine Ursache dafür sein, warum gerade jüngere Frauen schlecht mit Eisen versorgt sind. Jede Monatsblutung „kostet" die Frauen – in Abhängigkeit von der Blutungsstärke – etwa 60 bis 80 ml Blut, was einem Eisenverlust von etwa 25 bis 30 mg entspricht. Und nicht wenigen Frauen geht es durch diesen Blutverlust während der Regelblutung nicht besonders gut. Sie leiden unter Abgeschlagenheit und Müdigkeit, was auch dem Verlust an Eisen (mit)geschuldet sein kann.

Hämorrhoiden – verheimlichte Pein, die den Eisenspiegel sinken lässt

Sie können äußerst unangenehm, schmerzhaft und lästig sein und gehen häufig mit Blut im Stuhl einher: Hämorrhoiden. Etwa die Hälfte der über Fünfzigjährigen leidet unter diesem Beschwerdebild. Dabei sind Hämorrhoiden grundlegend bei jedem Menschen natürlicherweise vorhanden. Denn sie helfen als Polster (Schwellkörper) dabei, den Darmausgang zu verschließen. Eine Druckerhöhung des Blutes (z.B. durch starkes Pressen beim Stuhlgang) in diesem Bereich führt allerdings zu einer Überfüllung dieser Gefäßpolster, sodass es zu einer krampfartigen

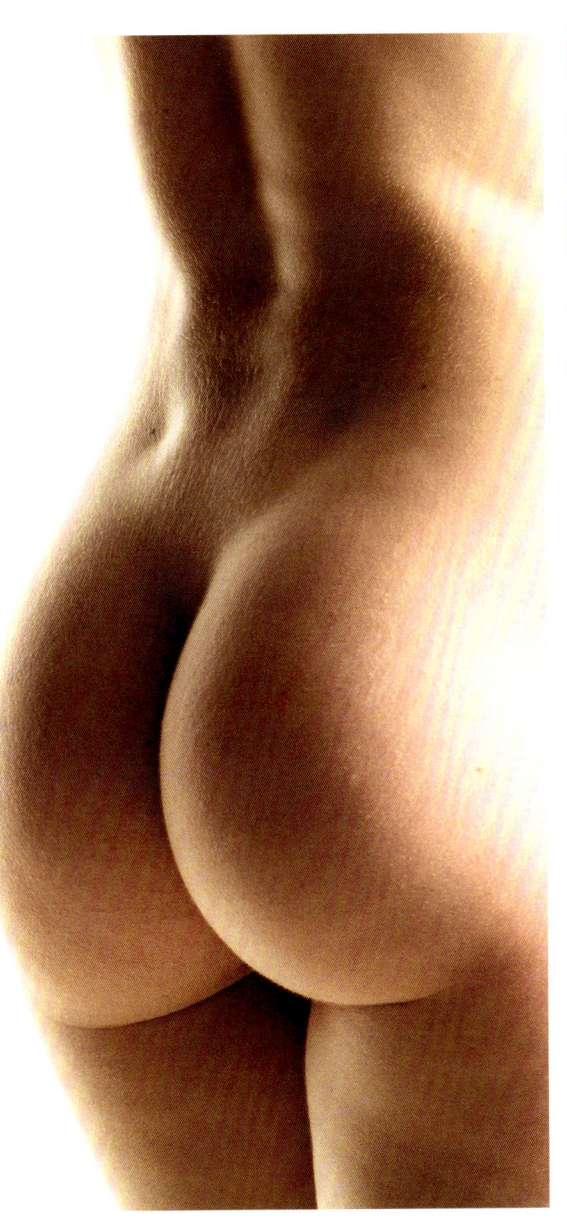

Eisenversorgung: Hier kann es besonders „eng" werden

Übrigens: Intrauterinspiralen, die zur Empfängnisverhütung eingesetzt werden, können den Blut- und damit Eisenverlust noch zusätzlich erhöhen, orale Kontrazeptiva („Antibabypille") vermindern den Blutfluss nicht selten.

Erweiterung der Gefäße bzw. Gefäßabschnitte, die diesen Schwellkörper versorgen, kommen kann. Die Hämorrhoiden, die ursprünglich nur im Inneren des Afters vorhanden waren, wölben sich in den Analkanal vor und können durch starkes Pressen beim Stuhlgang nach außen treten.

Dann machen sie meistens Beschwerden: Juckreiz, ekzemartige Hautveränderungen im Analbereich, Nässen der Analregion, schmerzhafte Entleerung, häufiges Stuhlschmieren und Blut auf dem Stuhl, wodurch dem Körper auch wertvolles Eisen verloren geht. Begünstigt wird dieses Hämorrhoidalleiden übrigens auch durch eine ballaststoffarme Kost, zu wenig Flüssigkeitsaufnahme, sitzende Tätigkeiten (auch zu langes Sitzen auf der Toilette!), Bindegewebsschwäche und Übergewicht.

Blutspenden — Achtung Eisenmangel

Bei schweren Verletzungen oder lebensbedrohlichen Erkrankungen sind wir für die freiwilligen Blutspenden dankbar, denn es ist bislang noch nicht gelungen, diesen einzigartigen „Lebenssaft" durch synthetisch gewonnene Lösungen zu ersetzen. Viele Transplantationen und Operationen sind nur dank der Transfusionsmedizin möglich.

Blut wird in absteigender Reihenfolge für folgende Krankheiten benötigt: Krebs (erfordert die größte Menge), Herz-, Kreislauf-, Magen-, Darmerkrankungen, gefolgt von Sport- und Verkehrsunfällen. Der Bedarf nach Spenderblut ist steigend. Und so muss man all jenen Menschen, die freiwillig ihr Blut spenden, dankbar sein.

Da ältere Menschen häufig unter gesundheitlichen Einschränkungen leiden und oft (mehrere) Me-

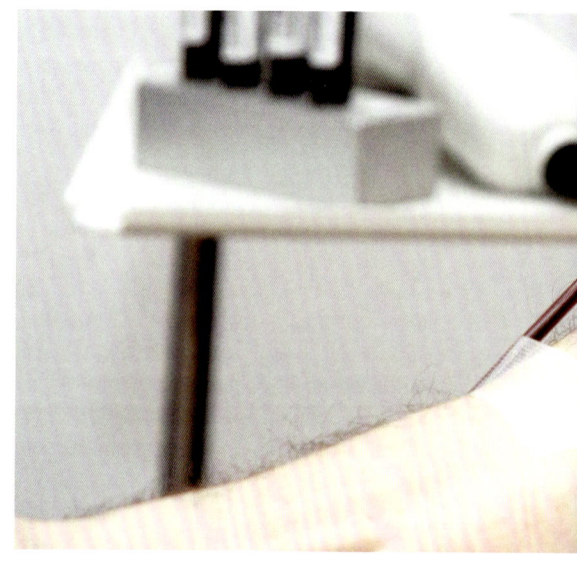

dikamente nehmen müssen, sind sie als Blutspender nur bedingt geeignet, und so kommen vor allem jüngere Personen für diese freiwillige Spende in Frage. Bei einer Vollblutspende werden ein halber Liter Blut und zusätzlich mehrere Röhrchen für die Laboruntersuchungen entnommen. Damit geht dem Körper aber auch wertvolles Eisen verloren. Bei Männern dauert es etwa zwei Monate, bis der Eisenverlust wieder ausgeglichen ist, bei Frauen können es auch mehr als zwei Monate sein. Sie sollten nicht öfter als vier- bis fünfmal und Männer maximal sechsmal pro Jahr zum Blutspenden gehen.

Eisenversorgung: Hier kann es besonders „eng" werden

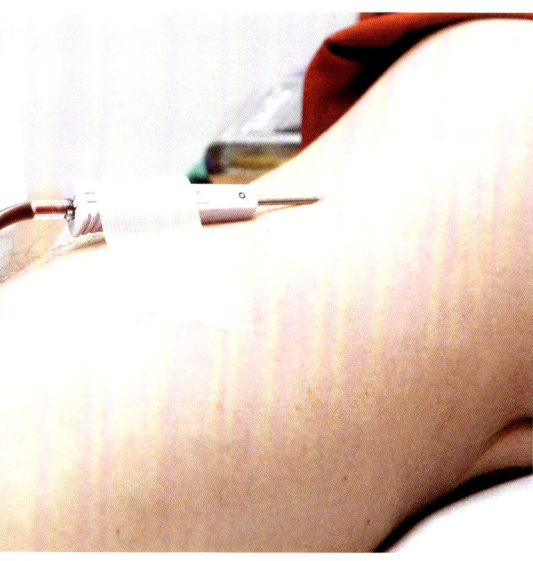

Mit einer Blutspende von 500 ml können 250 mg Eisen verloren gehen. Dauerblutspender sind daher von einem Eisenmangel bedroht.

Michaela Döll
Margit Weichselbraun
Eisenmangel

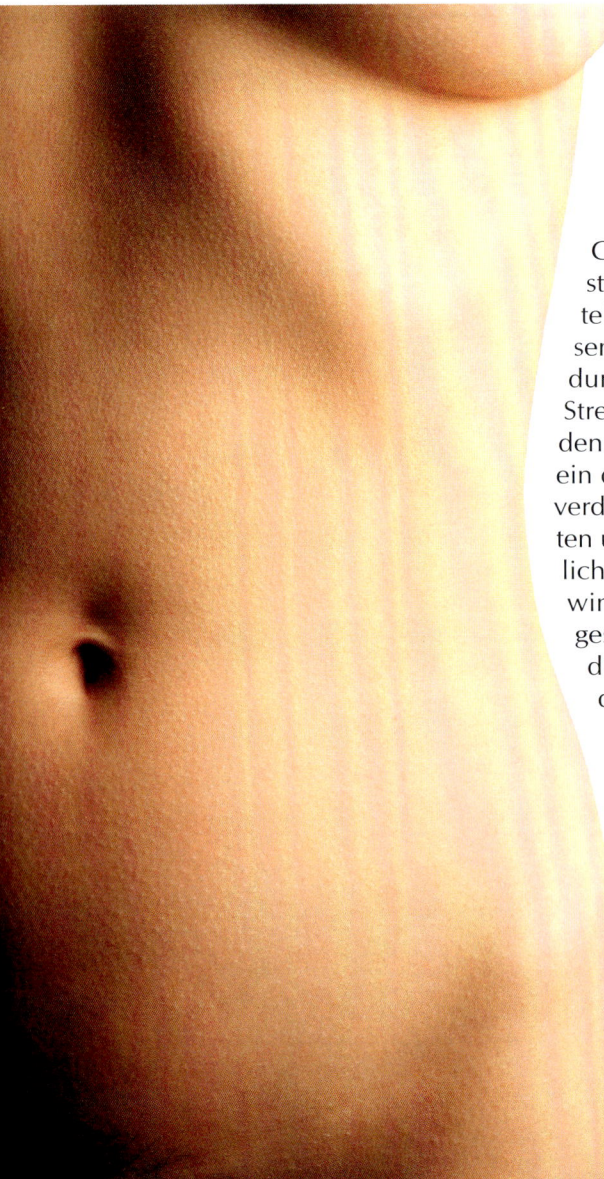

Gestörte Magen-, Darmfunktion? Dann klappt es auch schlecht mit der Eisenversorgung

Grundsätzlich müssen die Nährstoffe, die wir mit den Lebensmitteln aufnehmen – so auch das Eisen –, den gesamten Verdauungstrakt durchlaufen – und das ist eine lange Strecke, die es zunächst zu überwinden gilt. Da ist zunächst der Magen, ein dehnbarer Muskelsack, der die zu verdauende Fracht mit Verdauungssäften und Magensäure versetzt. Schließlich ist der Darm an der Reihe. Dieser windet sich mit einer Länge von insgesamt etwa sechs bis sieben Metern durch den Leib. Der Dünndarm ist der Ort der Nährstoffverwertung. Dort müssen die Nährstoffe über die Darmschleimhaut in das Blut eingeschleust werden. Über die Blutgefäße werden sie dann in die verschiedensten Gewebe verteilt. Wer nun unter Verdauungsstörungen, Veränderungen der Darmschleimhaut oder z.B. auch entzündlichen Prozessen im Darm leidet, der hat im Allgemeinen ein Problem mit der Aufnahme von Nährstoffen, vor allem mit jener von Mikronährstoffen, die ja – wie der Name schon sagt – nur in geringen Konzentrationen in den Lebensmitteln vorkommen. Das trifft natürlich auch auf das Spurenelement Eisen zu. Und so kommt nicht immer ausreichend Eisen im Blut an.

Menschen, denen z.B. ein Stück des Magens oder auch des Darmes operativ entfernt werden musste, haben ebenfalls in der Regel eine eingeschränkte Aufnahmefähigkeit der Mikronährstoffe wie etwa des Eisens.

Auch die Glutenunverträglichkeit (Zöliakie) kann kleine, entzündungsbedingte „Schwelbrände" an der Schleimhaut entfachen, wodurch ebenfalls die Verwertung der Nährstoffe eingeschränkt sein kann. Wer schließlich an Durchfällen (z.B. durch Infektionen, entzündliche Magen-Darm-Erkrankungen) leidet, der verliert das Eisen über den Stuhl schneller als er es verwerten kann.

Helicobacter — Magenkeim als „Eisenräuber"

Er treibt im Magen und im Zwölffingerdarm sein Unwesen und richtet Unheil an: Helicobacter pylori. Dieses Bakterium, mit dem etwa jeder vierte Erwachse-

Eisenversorgung: Hier kann es besonders „eng" werden

ne kontaminiert ist, wird für die Entstehung von Entzündungen (Magenschleimhaut), Geschwüren (Magen-, Zwölffingerdarm) und sogar Magenkrebs (mit) verantwortlich gemacht. Der Keim nistet sich in die Schleimhaut ein, setzt dort Giftstoffe ab und aktiviert das Immunsystem, wodurch eine Entzündung ausgelöst wird. Beim Zwölffingerdarmgeschwür lässt sich der Übeltäter in 90 Prozent aller Fälle und beim Magengeschwür in 70 Prozent aller Fälle nachweisen. Sowohl entzündliche Prozesse als auch Geschwüre können – wie oben bereits erwähnt – mit Gewebsverletzungen und Blutungen einhergehen. Neben Oberbauchbeschwerden, Appetitlosigkeit und Übelkeit kann es auch zu Bluterbrechen oder auch blutigem Stuhl kommen.

Zur Eisenversorgung bzw. der Entwicklung eines Eisenmangels liegen in Bezug auf eine Helicobacter-Besiedlung einige wissen-

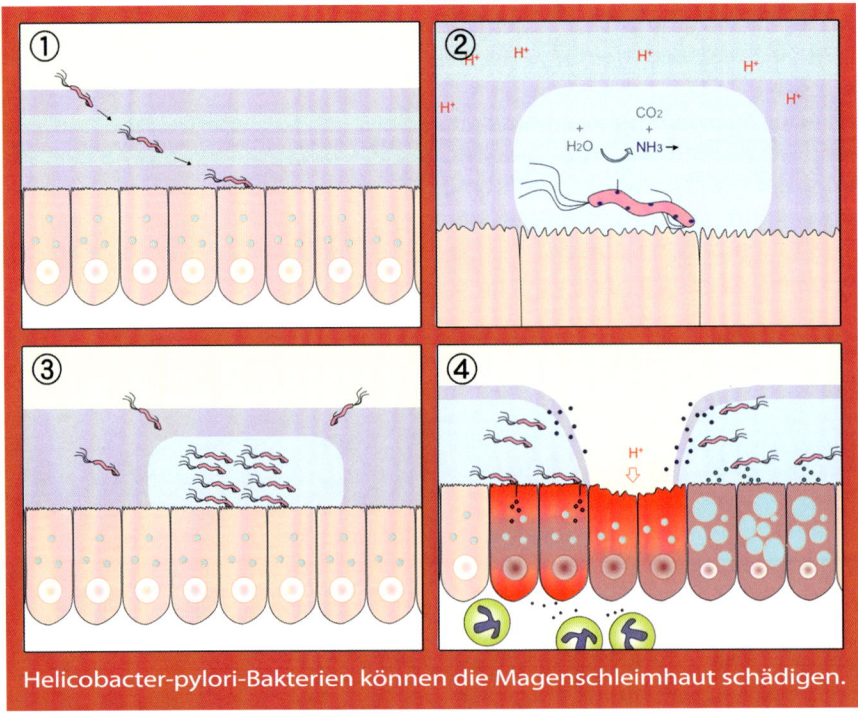

Helicobacter-pylori-Bakterien können die Magenschleimhaut schädigen.

schaftliche Untersuchungen vor. So zeigte sich in einer amerikanischen Untersuchung mit mehr als 7.400 Studienteilnehmern eine deutlich erhöhte Gefahr für eine (eisenmangelbedingte) Blutarmut, wenn sich der Keim in der Schleimhaut breit gemacht hat. Personen, die mit dem Bakterium infiziert waren, hatten gemäß dieser Untersuchung, ein um den Faktor 2,6 erhöhtes Risiko.

Interessant sind auch Daten aus anderen wissenschaftlichen Untersuchungen, die darauf hinweisen, dass ein bestehender Eisenmangel den schleimhautschädigenden und krebsauslösenden Keim aggressiver macht und dadurch auch heftigere Entzündungen ausgelöst werden können. Somit vermuten die Forscher, dass das Risiko für Magenkrebs bei Anwesenheit von Helicobacter pylori – unter einem Eisendefizit – ansteigt.

Geschädigte Niere begünstigt Eisenmangel

Unsere Nieren sind wahre Hochleistungsorgane. Die bohnenförmigen Organe „durchkämmen" täglich etwa 260 bis 280 Liter Blut, um Abfallstoffe, Elektrolyte und überschüssiges Wasser aus

Eisenversorgung: Hier kann es besonders „eng" werden

dem „Lebenssaft" herauszufiltern. Auf diese Weise entsteht der Urin, der über die Harnleiter von den Nieren in die Blase gelangt, um von dort schließlich ausgeschieden zu werden. Täglich werden auf diese Weise etwa 1,5 Liter Harn produziert. Versagt dieses Reinigungssystem, dann wird der Körper mit giftigen Substanzen überschwemmt, was letztlich zum Tode führt.

Eine Schädigung der Nieren kann z.B. durch verschiedene Erkrankungen (wie etwa Diabetes mellitus, Bluthochdruck, Nierenbeckenentzündung) begünstigt werden. Nicht selten ist dann eine „Blutwäsche" (Dialyse) nötig, welche die Nieren in ihrer Funktion entlastet. In diesen Fällen wird häufig ein Eisenmangel beobachtet, denn nierenkranke Menschen leiden häufig unter einer verkürzten Lebenszeit der roten Blutkörperchen. Diese gehen schneller zugrunde als bei nierengesunden Personen, was eine stete Neubildung – und damit einen Eisenverbrauch – erforderlich macht. Bei der Hämodialyse gehen mit den auftretenden Blutverlusten zusätzlich Eisenreserven verloren, die ersetzt werden müssen. Schließlich werden diese schwerstkranken Menschen in der Regel auch intensiv-medizinisch betreut und es werden häufiger Blutentnahmen vorgenommen. Auch die unterstützenden Medikamente, die in solchen Fällen häufig verabreicht werden, können den Eisenbedarf erhöhen bzw. mit weiteren Eisenverlusten einhergehen. Auf diese Weise kann die Menge an verlorenem Eisen bei Nierenkranken bis zu 1,5 g pro Jahr betragen.

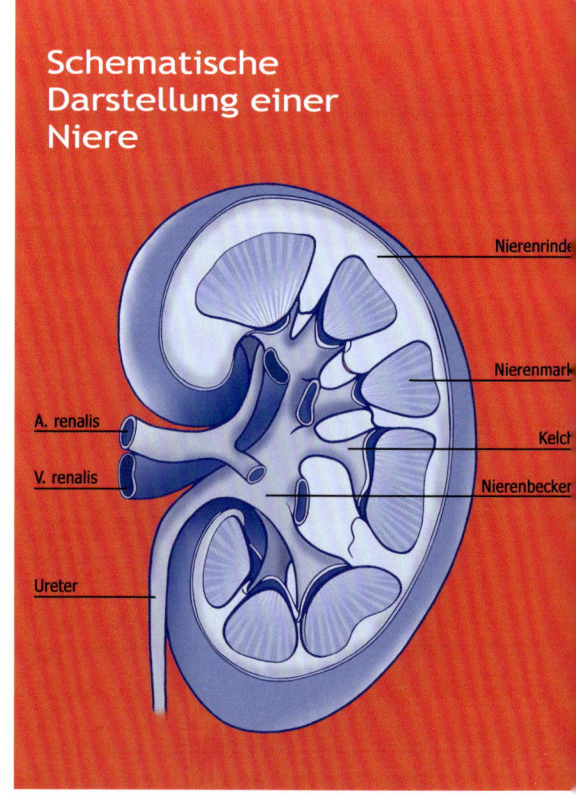

Schematische Darstellung einer Niere

Phenylketonurie — eine Stoffwechselerkrankung, die eine strenge Diät erfordert

Bei diesem Krankheitsbild handelt es sich um eine erblich bedingte Stoffwechselerkrankung mit fatalen Folgen bei Nichtbeachtung. Den neugeborenen Kindern fehlt ein Enzym, mit dessen Hilfe sie den Eiweißbaustein Phenylalanin verwerten können. Statt des normalen Ab- oder Umbaus wird dieser als „giftiges" Stoffwechselprodukt im Blut, in den Organen und vor allem im Gehirn abgelagert. Den Erkrankten drohen Krampfanfälle und eine geistige Behinderung. Die betroffenen Kinder müssen ihr Leben lang eine strikte Diät halten, die frei ist von Phenylalanin und somit auch eiweißarm ist. Fleisch, Fisch, Wurst, Käse und andere Milchprodukte sowie Hülsenfrüchte oder Nüsse sind tabu. Diese einseitige Form der Ernährung macht es erforderlich, lebensnotwendige Nährstoffe wie z.B. Eisen (oder auch Kalzium und Zink) „von außen" zuzuführen, denn die für das Wachstum erforderliche Mengen können über die speziell erforderliche Ernährungsform kaum sichergestellt werden.

Eisenversorgung: Hier kann es besonders „eng" werden

Michaela Döll
Margit Weichselbraun
Eisenmangel

Herzschwäche — hier ist auch der Eisenbestand häufig schwach

Wenn das Herz seine Pumpfunktion nicht mehr richtig erfüllen kann, dann spricht man von Herzschwäche (Herzinsuffizienz). In Deutschland sind rund 1,8 Millionen Menschen von dieser Krankheit betroffen.

Herzrhythmusstörungen, Bluthochdruck oder eine bestehende Schilddrüsenüberfunktion können die Schwäche der „Pumpe" begünstigen.

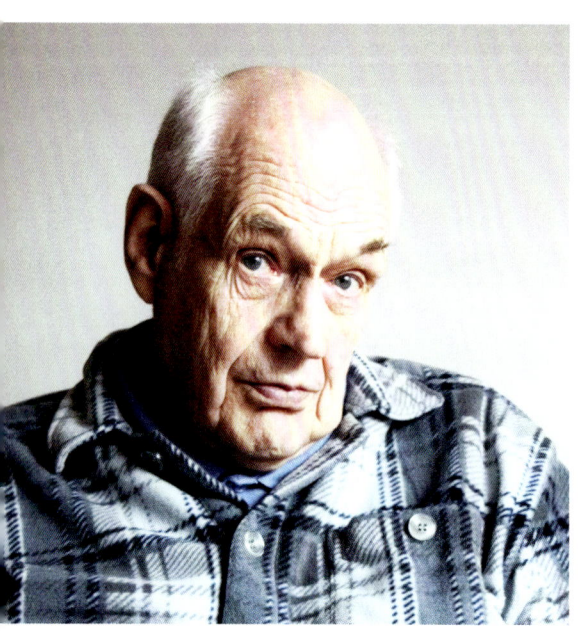

Die mangelnde „Power" des Herzmuskels kann zum einen dazu führen, dass die körpereigenen Gewebe und Organe nicht ausreichend mit sauerstoffreichem Blut versorgt werden. In diesem Fall können eine allgemeine Schwäche und auch Atemnot die Folge sein. Andererseits kann es auch zu einem Rückstau des Blutes kommen, welches aus der Lunge und dem Körperkreislauf zum Herzen zurücktransportiert werden soll. Dadurch kann der Druck in den betroffenen Blutgefäßen ansteigen, wodurch vermehrt Flüssigkeit in das umliegende Gewebe gepresst wird.

Dieser Vorgang kann dann z.B. zu Wasseransammlungen in den Beinen führen. Bei den Betroffenen lässt sich häufig ein Eisenmangel feststellen – etwa jeder fünfte Fall einer Blutarmut wird bei diesen Patienten durch das Defizit an Eisen verursacht. Man geht davon aus, dass es bei einer Herzinsuffizienz u.a. durch kleine Blutungen, die auch medikamentös (z.B. durch Entwässerungstabletten, s.u.) bedingt sein können, zu Eisenverlusten kommt. Ebenso können Nierenfunktionsstörungen, die ursächlich für die Herzschwäche verantwortlich sind, zur Abnahme des Eisenbestandes im Körper beitragen.

Entzündungen und Krebserkrankungen gehen häufig mit einem Eisenmangel einher

Im Zuge von chronischen Entzündungen (z.B. auch infolge einer Infektion), Krebserkrankungen oder Autoimmunerkrankungen kann es zu Veränderungen im Körper kommen, die auch einen Eisenmangel nach sich ziehen können. So wird beispielsweise im Zuge der genannten Erkrankungen weniger Eisen aus der Nahrung aufgenommen. Gleichzeitig werden die Eisenspeicher verschlossen und das für die körpereigene Abwehr so wichtige Eisen wird in den Immunzellen gehortet. Die fehlende Bereitstellung des Eisens für die Blutbildung kann zu einer Blutarmut führen, womit ein klassischer Eisenmangel vorgetäuscht wird. In diesem Zusammenhang spricht man von einer (z.B. entzündungsbedingten) funktionellen Eisenmangelanämie. Hier muss eine besonders akribische Ursachenforschung für die defizitäre Lage betrieben werden, um das „wahre Übel" zu finden. Zur Abgrenzung empfiehlt es sich, bei einem entsprechenden Verdacht auch Entzündungsfaktoren im Blut zu bestimmen, um den Grund für das „Eisenloch" zu ermitteln.

Eisenversorgung: Hier kann es besonders „eng" werden

Michaela Döll
Margit Weichselbraun

Eisenmangel

Medikamente – Arzneimittelwirkstoffe als „Eisenplünderer"

Einige Arzneimittelwirkstoffe (siehe Tabelle) können die Eisenverwertung stören und damit eine Unterversorgung im Organismus begünstigen. Dazu gehören z.B. Säureblocker für den Magen, diverse Antibiotika und Schmerzmittel (Paracetamol usw.). Auch Abführmittel und Medikamente, die zur Senkung von Blutfettwerten eingesetzt werden, können die Verfügbarkeit des Spurenelementes beeinträchtigen. Ebenso können Blutverdünner (wie z.B. die Acetylsalicylsäure), Krebsmedikamente oder Arzneimittel, die bei einer bestehenden Osteoporose verabreicht werden, die Eisenversorgung schmälern. Blutverdünnende Medikamente wie die Acetylsalicylsäure können zudem zu kleinen Blutungen im Körper führen, die ebenfalls zu einer Verringerung des Eisenbestandes im Körper beitragen können. Allerdings gibt es auch medikamentöse Wirkstoffe, wie etwa Hormone (Antibabypille, Hormone bei Wechseljahresbeschwerden), die zu einer Erhöhung der Eisenspiegel im Blut beitragen können. In diesen Fällen liegt – durch die Anwendung der Hormonstoffe bedingt – häufig eine Störung des Mineralstoff- und Spurenelementhaushaltes vor, die zu einer allgemeinen Verschiebung der Elektrolyte im Körper beiträgt.

Arzneimittelwirkstoffe, die den Bedarf an Eisen erhöhen
(Beispiele nach bestimmten Wirkstoffgruppen)

- Abführmittel
- Antibiotika
- Mittel zur Senkung der Blutfettwerte
- Säureblocker (Magen)
- Krebsmedikamente
- Osteoporosemittel
- Rheumamittel
- Schmerzmittel

Vorsicht Vitalstoffmangel – hier droht ebenfalls ein Eisendefizit

Wenig bekannt ist die Tatsache, dass die Eisenaufnahme auch an die ausreichende Verfügbarkeit von bestimmten Mikronährstoffen gekoppelt ist. So kann z.B. ein Mangel an Vitamin A oder an diversen B-Vitaminen (z.B. Vitamin B_2 oder B_6) eine Unterversorgung mit Eisen nach sich ziehen.

Eisenversorgung: Hier kann es besonders „eng" werden

Die Folgen eines Defizits an Vitamin A können zu einer Eisenmangelanämie beitragen. Umgekehrt fördert Vitamin A die Eisenverwertung und die Neubildung der roten Blutkörperchen. Auch Vitamin B_2 (Riboflavin) ist für diese Prozesse wichtig. Ein Mangel an diesem B-Vitamin kann wiederum durch Arzneimittel (Antibabypille, Wassertabletten, Säureblocker und Medikamente gegen Depressionen usw.) begünstigt werden. Dann ist die Eisenaufnahme ebenfalls eingeschränkt. Auch Vitamin B_6 ist für die Versorgung mit Eisen und die Reifung der eisenhaltigen roten Blutkörperchen von Bedeutung. Wer z.B. Medikamente nehmen muss, gerne Tee trinkt oder auch häufiger ein Glas Alkohol, der kann von einem Mangel an diesem Mikronährstoff betroffen sein, was sich in der Folge nachteilig auf den Eisenbestand im Körper auswirken kann.

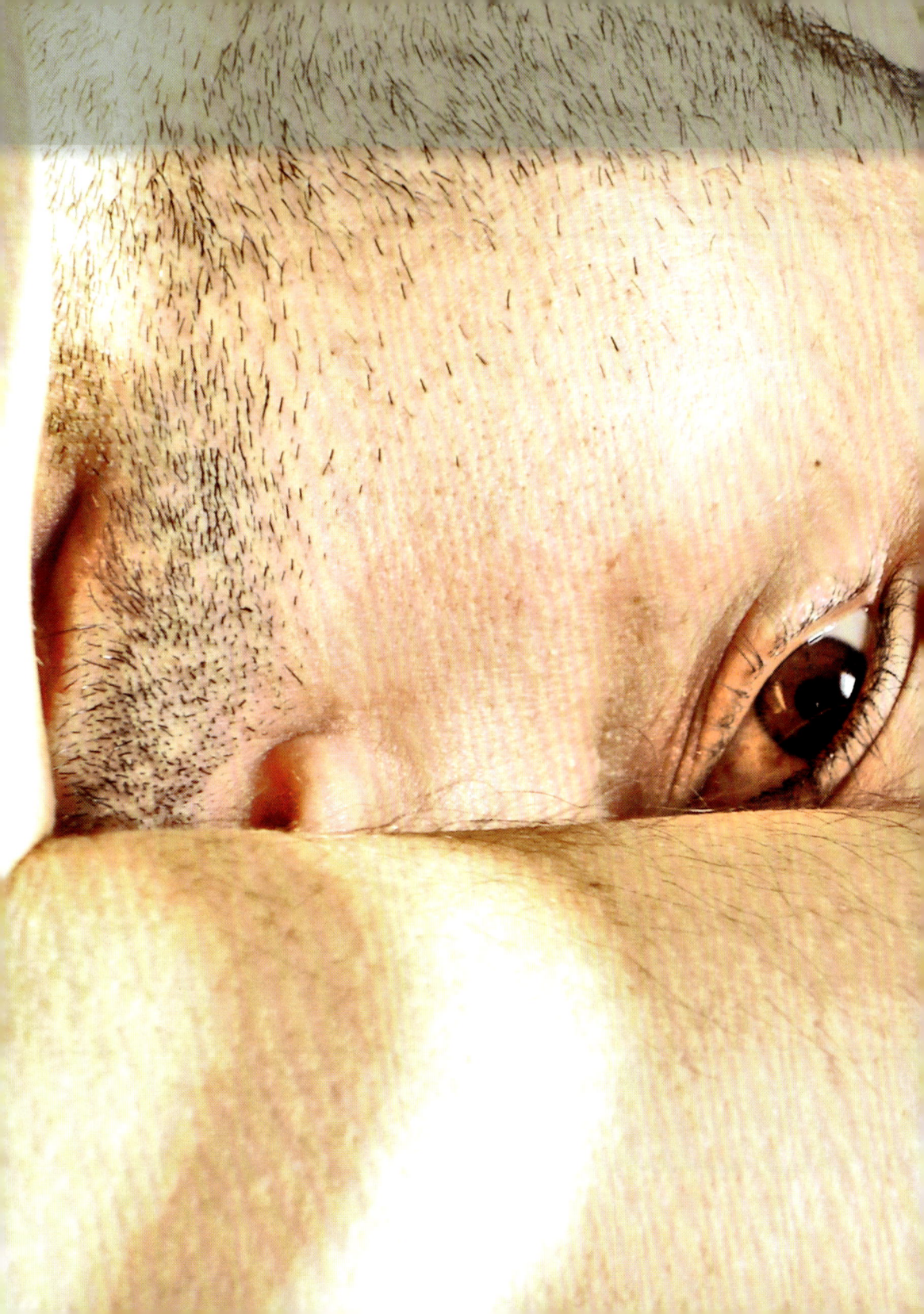

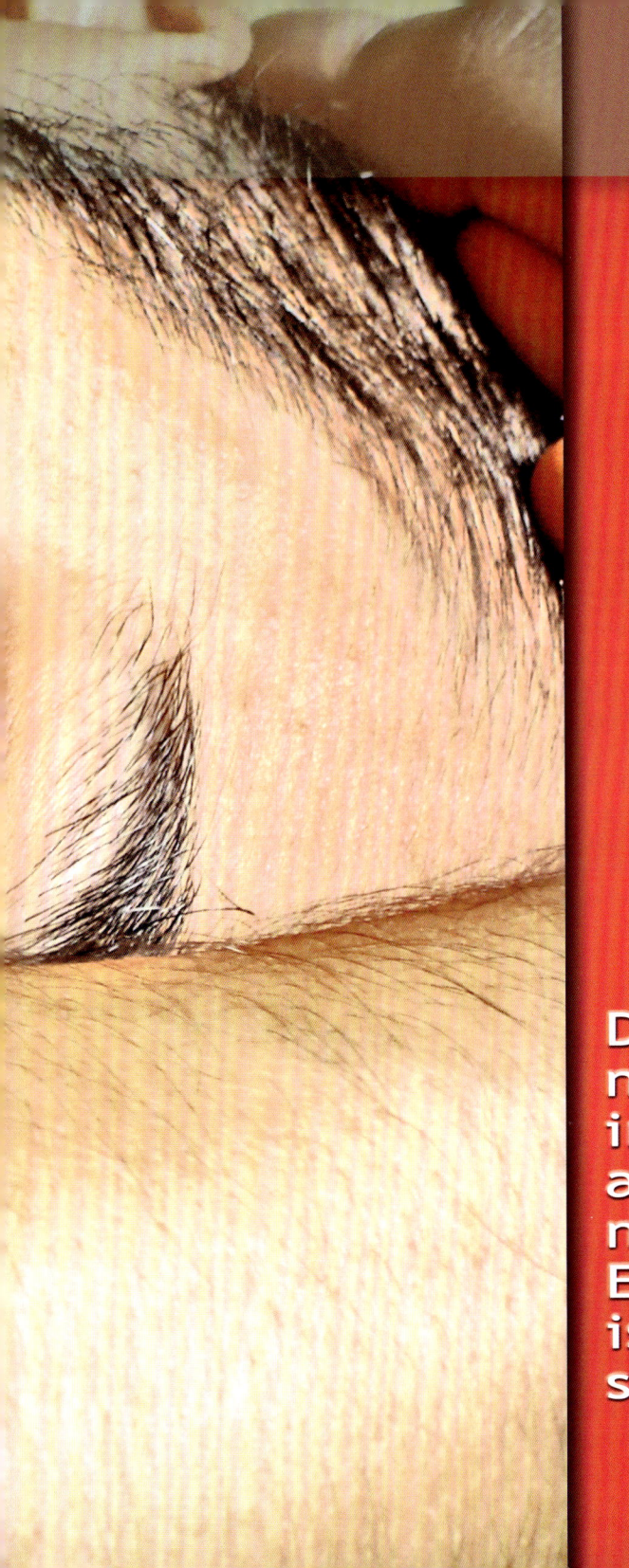

Depressiv, müde und infektanfällig — mit einem Eisenmangel ist nicht zu spaßen

Michaela Döll
Margit Weichselbraun
Eisenmangel

Depressiv, müde und infektanfällig — mit einem Eisenmangel ist nicht zu spaßen

Die Begleiterscheinungen des Eisenmangels können vielfältig sein

Eisen ist, wie bereits mehrfach erwähnt, ein essentielles Spurenelement – d.h., der Körper kann diesen Vitalstoff selbst nicht herstellen, sondern wir müssen diesen regelmäßig und in ausreichender Menge von außen zuführen, ansonsten droht die Entwicklung eines Mangelsyndroms (siehe Tabelle auf Seite 77). Nun weiß sich der Körper zunächst einmal zu helfen: Bei einer Verminderung der Eisenzufuhr wird der lebensnotwendige Stoff zunächst aus den eisenspeichernden Geweben mobilisiert. Dieser Vorgang verläuft für die Betroffenen meist unbemerkt – es stellen sich kaum die typischen Begleiterscheinungen eines Mangels ein. Weiterhin wird immer weniger Eisen in das Knochenmark transportiert und schließlich drosselt der Körper die Bildung des eisenhaltigen roten Blutfarbstoffs (Hämoglobin). Auch die Form der roten Blutkörperchen kann sich verändern. Spätestens in diesem Stadium zeigen sich häufig bereits schwere Symptome: Blässe, Müdigkeit, Schwindel, Kopfschmerzen, Herzklopfen, Schlafstörungen, Appetitlosigkeit, Konzentrations- und Lernstörungen können die Folgen einer Unterversorgung mit Eisen sein. Gelegentlich stellt sich auch ein Bedürfnis nach dem Verzehr von Erde oder Kalk ein. Da die Energieversorgung ins Stocken geraten kann, fehlt dem Körper die „Power", und das kann zu einem allgemeinen Leistungsabfall führen. Manche Betroffene frieren ständig, da die Thermore-

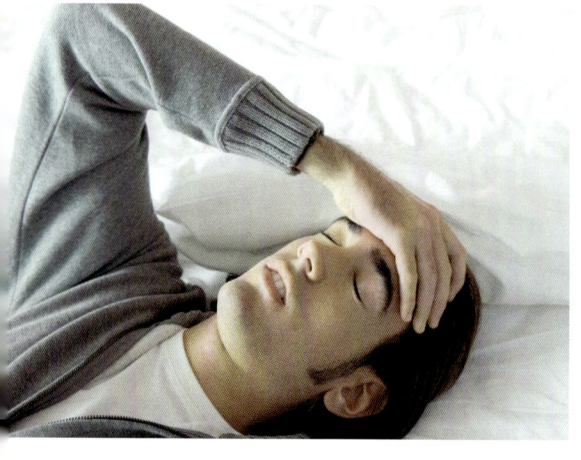

gulation des Körpers gestört sein kann. Unter der eisenabhängigen, verminderten Bereitstellung wichtiger Hormone kann es zu depressiven Verstimmungen und Schlafstörungen kommen.

Schließlich wird Eisen auch für die Zellneubildung benötigt, und so zeigt sich der Mangel häufig auch in den Geweben, die einer hohen Zellteilung unterliegen, wie z.B. an der Mund-, Zungen- oder Darmschleimhaut. Hier können sich Reizungen, Einrisse am Mundwinkel, Zungenbrennen oder auch Schluckstörungen einstellen. Auch die Haut und die Haare leiden – brüchige, stumpfe Haare und Nägel können Hinweise auf das Eisendefizit sein.

Schwache Abwehr — wer kann sich das schon leisten?

Unser Immunsystem hat viel zu tun: In jeder Sekunde kämpfen Milliarden von Immunzellen im menschlichen Körper gegen Eindringlinge wie z.B. Bakterien oder Schnupfen- oder Grippeviren. Dabei haben die Abwehrzellen auch noch eine weitere wichtige Aufgabe zu erfüllen, nämlich die der Tumorüberwachung. Außer-

Depressiv, müde und infektanfällig — mit einem Eisenmangel ist nicht zu spaßen

dem sind die Immunreaktionen am Heilungsprozess von Wunden und an der Entsorgung zugrunde gegangener Zellen mitbeteiligt. Die Bewältigung dieser enormen Aufgaben erfolgt mit Hilfe eines komplizierten Netzwerkes aus Zellen, Geweben und Organen. Das Abwehrsystem muss immer „auf der Hut" sein, denn ständig kommt es im Körper zu Fehlern bei der Zellvermehrung und zur Entstehung von Krebszellen sowie zum Kontakt mit fremden Keimen. Diese müssen von den Immunzellen und Reparaturmechanismen in ausreichendem Maß erkannt und behoben bzw. bekämpft werden. Für diese Arbeit benötigt der Körper jede Menge Vitalstoffe, welche die Aktivität der Immunzellen unterstützen.

Hier ist auch das Spurenelement Eisen von Bedeutung. Wer zu wenig Eisen im Blut hat, ist anfälliger für Infektionen und andere Erkrankungen. So hat man u.a. auch ein erhöhtes Risiko für Infektionskrankheiten wie etwa die Malaria beobachten können.

Schlaue Kinder — nur bei guter Eisenversorgung

Werden Kinder nicht regelmäßig und ausreichend mit dem Spurenelement Eisen versorgt, dann kann sich das nachteilig auf die intellektuelle Entwicklung auswirken. Die betroffenen Kleinen zeigen Verzögerungen im Bereich der Psychomotorik oder auch in Bezug auf ihre geistige Entwicklung. Auch Verhaltensauffälligkeiten wurden in solchen Fällen beobachtet. Man vermutet, dass es unter dem Mangel an Eisen zur fehlerhaften Bildung von Nervenzellen kommt und möglicherweise auch die Herstellung wichtiger Botenstoffe im Gehirn eingeschränkt wird. Damit ist das Kommunikationszentrum im Kopf nicht optimal ausgebildet. Ein weiterer Aspekt, der hierbei auch eine Rolle spielen könnte, ist der, dass im Falle einer Eisenunterversorgung vermehrt Schwer-

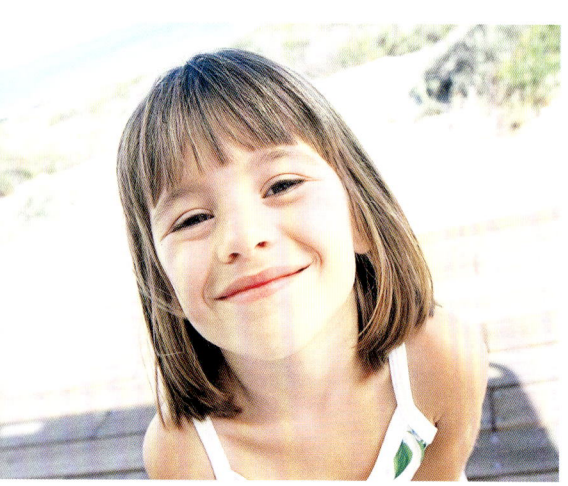

metallgifte ins Gehirn (und in andere Organe) eingelagert werden können. Auch Blei, Kadmium und beispielsweise Nickel können die Nervenzellen nachhaltig schädigen. Einige wissenschaftliche Untersuchungen deuten darauf hin, dass das Aufmerksamkeitsdefizitsyndrom (ADHS, AHS) auch die Folge eines ausgeprägten Eisenmangels sein kann.

Depressiv, müde und infektanfällig — mit einem Eisenmangel ist nicht zu spaßen

Mögliche Begleiterscheinungen eines Eisenmangels (Beispiele)

- Appetitlosigkeit
- Atemnot
- Blässe
- Blutarmut
- Depressive Verstimmungen
- Erschöpfung
- Frieren
- Haut-, Haarveränderungen
- Infektanfälligkeit
- Konzentrationsstörungen
- Kopfschmerzen
- Müdigkeit
- Mundwinkelentzündungen
- Nackenschmerzen
- Nagelbrüchigkeit
- Nervosität
- Lernschwierigkeiten
- Leistungsabfall
- Schlafstörungen
- Schwindel

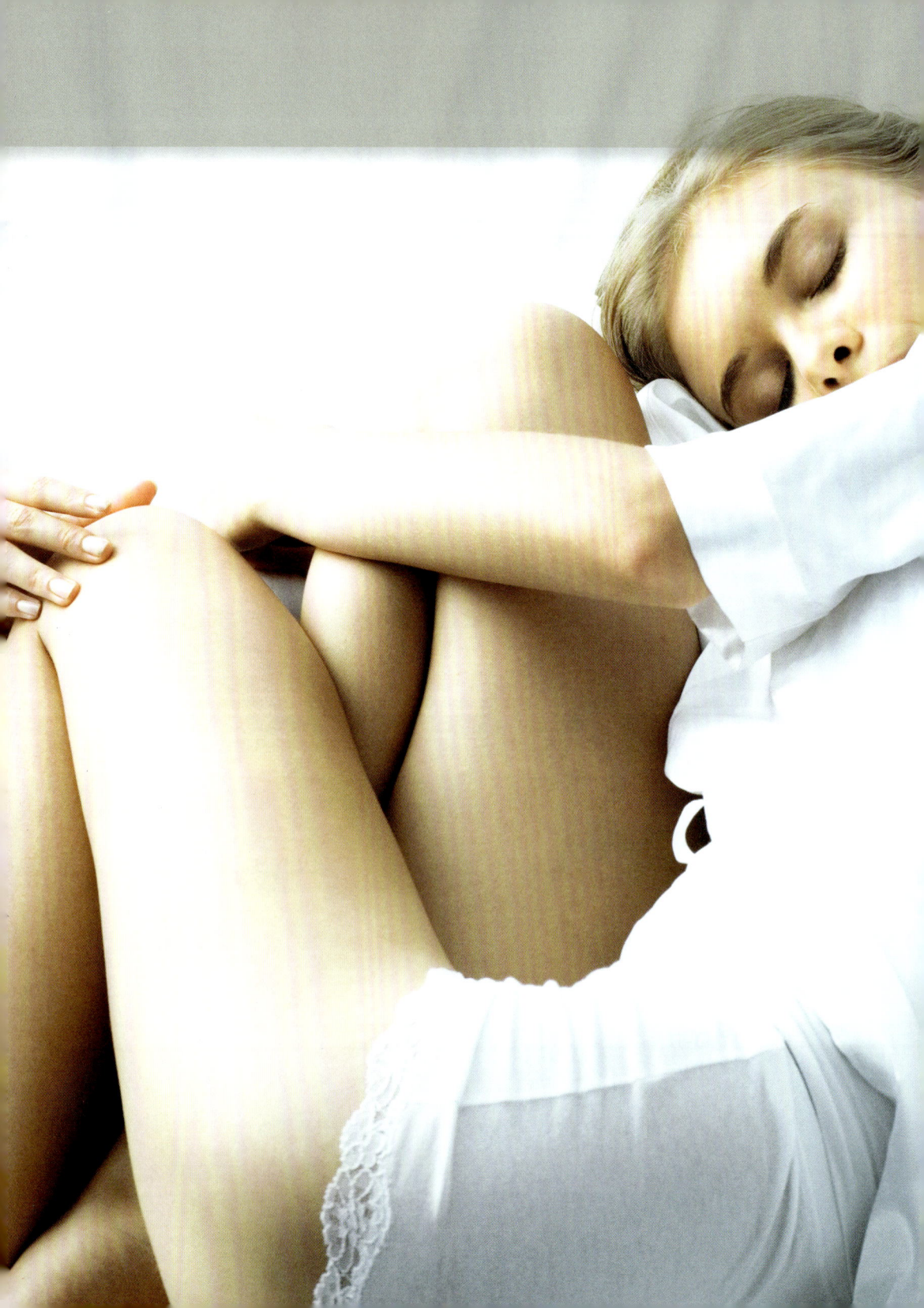

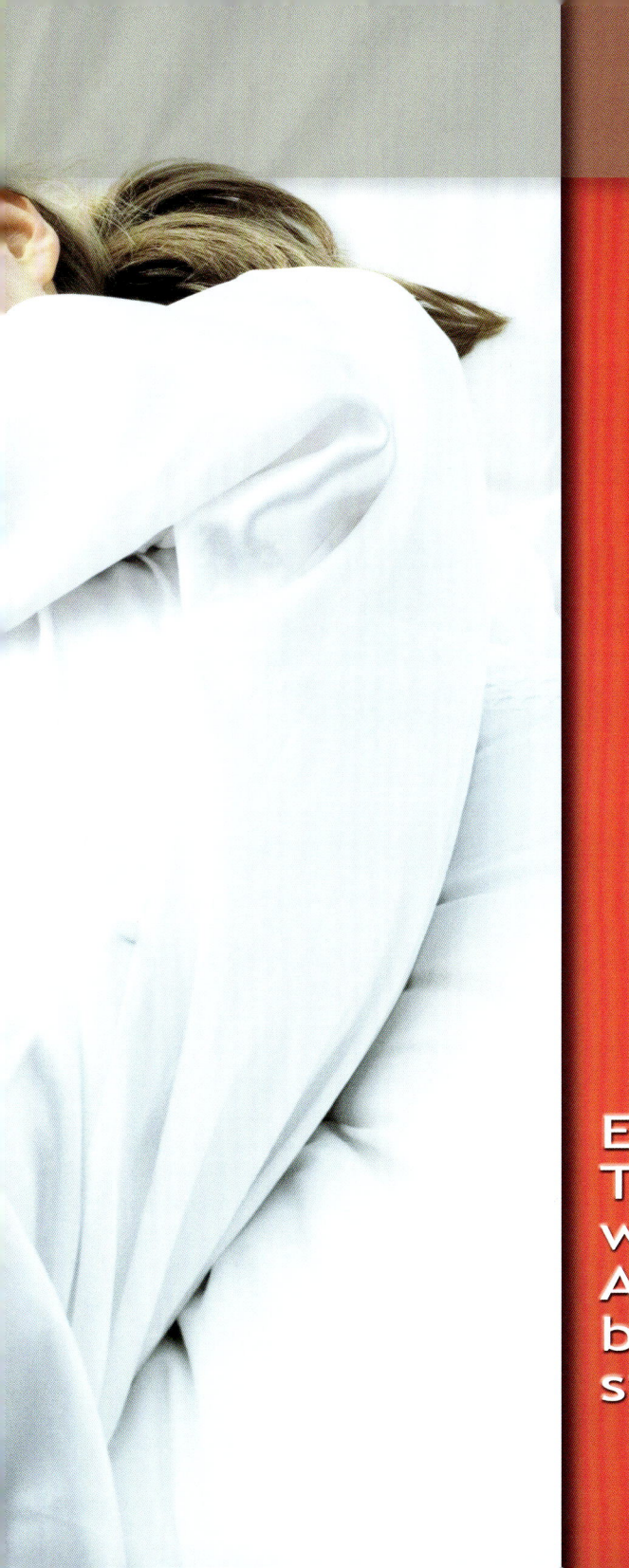

Eisen in der Therapie — wann ist die Anwendung besonders sinnvoll?

Michaela Döll
Margit Weichselbraun
Eisenmangel

Eisen in der Therapie — wann ist die Anwendung besonders sinnvoll?

Eisenmangelanämie — Spurensuche und Behandlung

Obgleich für eine Blutarmut (Anämie) mehrere Mangelzustände in Frage kommen, ist die durch ein Eisendefizit entstehende Form die häufigste. Etwa 80 Prozent der Anämien werden durch eine unzureichende Versorgung mit dem Spurenelement hervorgerufen. Neben der Verminderung des Eisenbestandes kommen auch Vitaminmangelzustände (z.B. B-Vitamine) oder auch Erkrankungen des Knochenmarks als Ursache in Frage. Die Erkrankung kann durch eine verminderte Anzahl an roten Blutkörperchen und/oder einer kleineren Form charakterisiert sein oder durch zu wenig roten Blutfarbstoff (Hämoglobin) in diesen Blutzellen. Infolge der Unterversorgung kann es zu einer mangelhaften Sauerstoffversorgung mit Begleiterscheinungen wie Kopfschmerzen, Herzklopfen, Kurzatmigkeit oder sogar Bewusstlosigkeit kommen. Aber auch die bereits oben beschriebenen unspezifischen Symptome wie Blässe, Müdigkeit und Erschöpfung sind häufige Vorboten oder Begleiterscheinungen der Blutarmut. Im Zuge der Behandlung wird in der Praxis u.a. nach „versteckten" Blutungen (im Verdauungstrakt, Hämorrhoiden u.Ä.) gefahndet, um den Blutverlust als Ursache für den Eisenmangel auszuschließen. Auch bestehende Grunderkrankungen (wie etwa Entzündungen) müssen, wie oben bereits erwähnt, abgeklärt werden.

Weiterhin geben Laborwerte (Eisenspiegel, Ferritin, Transferrin) Aufschluss über das Ausmaß des Eisenmangels. Nach der Klärung von Ursachen wird sinnvollerweise mit der Einnahme (oder Injektion) von Eisenpräparaten begonnen. Bis die Eisenspeicher wieder alle auf-

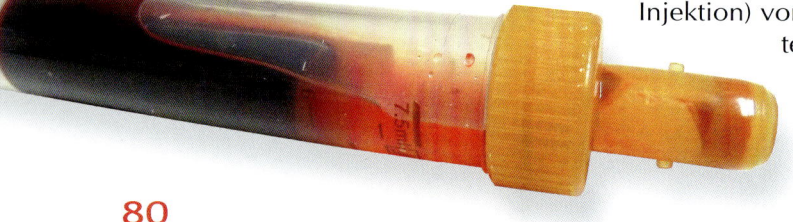

gefüllt sind, können drei bis sechs Monate vergehen, daher ist eine konsequente längerfristige Anwendung ratsam. Nach Behebung der Anämie wird eine weitere Anwendungsdauer von mehreren Monaten empfohlen.

Der „Zappelphilipp" braucht Eisen

Sie sind häufig schlecht konzentriert und unruhig, andererseits aber hochsensibel, hilfsbereit und oft sehr kreativ: Kinder mit Aufmerksamkeits-Defizit-Hyperaktivitäts-Störung (ADHS). Tritt die Erkrankung ohne Hyperaktivität auf, dann spricht man von ADS (Aufmerksamkeitsdefizitsyndrom). Diese Verhaltensstörungen, die mit einer Vielzahl weiterer Begleiterscheinungen einhergehen können, haben in den vergangenen Jahren bei Kindern und Jugendlichen stark zugenommen. So ergab eine Untersuchung einer großen deutschen Krankenkasse (KKH), dass die Zahl der Betroffenen zwischen den Jahren 2004 und 2007 um 50 Prozent angestiegen ist. In Deutschland geht man von 300.000 bis 500.000 erkrankten Kindern und Jugendlichen aus. Es sind etwa drei- bis viermal mehr Burschen betroffen als Mädchen.

Eisen in der Therapie — wann ist die Anwendung besonders sinnvoll

Man kann allerdings nicht ganz ausschließen, dass die Diagnose zu leicht und damit zu häufig gestellt wird.

Zu den Begleiterkrankungen dieser psychischen Störung zählen Angststörungen, Depressionen und auch nervöse Zuckungen. Im Zuge der Erkrankung kommt es zu Funktionsstörungen in bestimmten Gehirnarealen. Dabei kann es auch zu einer Überproduktion oder auch zu einem Mangel an Nervenbotenstoffen kommen, wodurch die Kommunikation zwischen den Nervenzellen gestört wird. Die Ursachen, die für die Entstehung von ADHS und ADS in Frage kommen, sind erst teilweise erforscht. Es gibt klare Hinweise darauf, dass die Erbanlagen eine wesentliche Rolle spielen und die Erkrankung somit familiär gehäuft auftreten kann. Weiterhin werden Komplikationen während

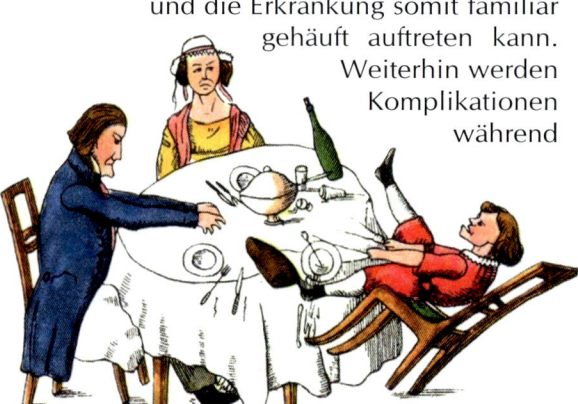

der Schwangerschaft und Geburt sowie Alkohol- und Nikotinmissbrauch in Erwägung gezogen. Auch psychosoziale Faktoren wie z.B. eine familiäre Instabilität oder bestimmte Erziehungsmuster (häufig Kritik, vielfach Bestrafungen) sind im Gespräch. Bei den betroffenen Kindern wird häufig eine Dysbalance bei der Versorgung mit wichtigen Mikronährstoffen festgestellt. Häufig zeigt sich ein Phosphatüberschuss, der auch mit einer verminderten Aufnahme von Eisen einhergehen kann.

ADHS gibt es auch im Erwachsenenalter

Noch in den Neunzigerjahren des vergangenen Jahrhunderts wurde die neurobiologische Störung als reine Kinderkrankheit betrachtet. Inzwischen ist allerdings klar, dass sich das Beschwerdebild nicht unbedingt mit den Jahren „auswächst", sondern auch sehr viele Erwachsene von dieser Erkrankung betroffen sind. Etwa ein Viertel der Kinder und Jugendlichen, die unter ADS oder ADHS leiden, zeigen auch im Erwachsenenalter Symptome der Erkrankung. Diese zeigen sich allerdings in veränderter Form. Die Impulsivität und motorische Unruhe ist

Mögliche Begleiterscheinungen bei ADHS (Beispiele)

- Ausgeprägter Bewegungsdrang
- Hang zu Versagensängsten
- Häufige Ablenkung
- Hilfsbereitschaft
- Hohe Sensibilität
- Hohen Gerechtigkeitssinn
- Impulsivität
- Konzentrationsschwächen
- Kreaktivität
- Langsames Arbeitstempo
- Motorische Unruhe
- Rasche Ermüdung
- Schuldgefühle
- Selbstwertprobleme
- Stark ausgeprägte Fantasie
- Stimmungsschwankungen
- Überschießende, impulsive Reaktionen
- Unharmonisches Schriftbild
- Verbale Schwächen (von Rückzug oder Kränkung begleitet)
- Vergesslichkeit

Eisen in der Therapie — wann ist die Anwendung besonders sinnvoll

Michaela Döll
Margit Weichselbraun
Eisenmangel

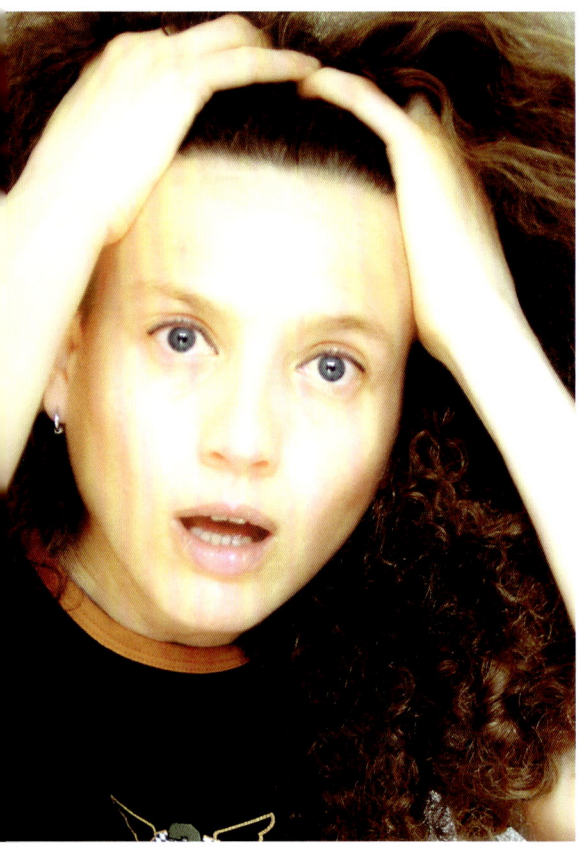

der Lage, sich zu organisieren, beginnen Arbeitsprozesse, ohne diese zu einem Ende zu führen, und wechseln öfter den Arbeitsplatz. Erhöhte Stressanfälligkeit, Reizbarkeit, Stimmungsschwankungen und Ungeduld können sowohl das Privat- als auch das Berufsleben erschweren. Auch eine erhöhte Suchtgefahr (Alkohol, Drogen) ist bei den Betroffenen bekannt.

Hier fehlt ein eisenabhängiger Botenstoff im Gehirn

Dopamin ist ein Botenstoff, der im Gehirn für eine Vielzahl von positiven Wirkungen verantwortlich ist. So sorgt dieses Nervensignal u.a. für die Aufmerksamkeit, das Verhalten und die Stimmung. Es ist auch wichtig für die Übertragung der Nervenimpulse an die Muskeln und die Durchblutung.

häufig nicht mehr so ausgeprägt vorhanden. Stattdessen herrschen oft Versagensängste sowie eine beruflich bedingte Frustration vor. Bei den betroffenen Erwachsenen sind häufig die Selbstregulationsmechanismen, die man z.B. für die Strukturierung des Alltags benötigt, gestört. Sie sind häufig „auf dem Sprung", sind nicht in

Erleben wir eine erfolgreiche Situation, dann wird – über das Belohnungszentrum im Gehirn veranlasst – vermehrt Dopamin durch die Nervenzellen ausgeschüttet. Dadurch fühlen wir uns glücklich und motiviert. Wir können die uns gestellten Aufgaben besser erledigen und sind kreativ bei der Lösung von Problemen. Aber auch das Verankern von Informationen im Gehirn, das Lernen und das Abspeichern des Erlernten sind von Dopamin abhängig. Kein Wunder, dass sich eine geringe Ausschüttung an diesem wichtigen Signalstoff beispielsweise in Konzentrations- und Lernschwächen sowie Bewegungsauffälligkeiten, Stimmungsschwankungen und Angstzuständen äußern kann. Das sind die typischen Begleiterscheinungen des ADHS. Um Dopamin in den Nervenzellen herstellen zu können, benötigen wir Eisen, denn an der Produktion des Signalstoffs ist ein eisenabhängiges Enzym (mit)beteiligt.

Eine schlechte Eisenversorgung kann die Bereitstellung dieses wichtigen Nervenbotenstoffs drosseln. Insofern ist es naheliegend, hier ein besonderes Augenmerk auf den Eisenstatus zu legen. Tatsächlich gibt es Untersuchungen, die in vielen betroffenen Fällen eine Leerung der Eisenspeicher aufzeigen und eine Verbesserung der Symptomatik unter einer drei- bis vierwöchigen Gabe von Eisen belegen. Die Forscher plädieren dafür, den betroffenen Kindern zunächst einmal Eisen zu verabreichen, bevor die klassischen Medikamente zur Anwendung kommen.

Eisen in der Therapie — wann ist die Anwendung besonders sinnvoll

Michaela Döll
Margit Weichselbraun
Eisenmangel

Restless-Legs-Syndrom — wenn die Beine nicht zur Ruhe kommen

Schmerzhaftes Kribbeln in den Beinen, Ziehen und Unruhe mit Bewegungsdrang vor allem abends oder nachts – das kennzeichnet das Restless-Legs-Syndrom (RLS), welches bei etwa 10 Prozent der Bevölkerung vorkommt. Und damit ist dieses Krankheitsbild so häufig wie die Migräne, nur weniger bekannt. Die Betroffenen können, meist am Abend, kaum ruhig sitzen. Während des Schlafs geht die Erkrankung häufig mit Muskelzuckungen einher, die zum Aufwachen führen und das erneute Einschlafen erschweren. Die Beine können dabei nicht stillgehalten werden. Unter dem Bewegungsdrang verbessern sich die Missempfindungen häufig. Jedoch kehren die Symptome, nach einer kurzfristigen Besserung, in der Regel wieder zurück. Das Beschwerdebild sorgt dafür, dass sich die Patienten tagsüber häufig müde und zerschlagen fühlen. Die Leistungsbereitschaft und die Lebensqualität können stark eingeschränkt sein, denn die Betroffenen sind z. B. auch in ihrem Freizeitverhalten (z.B. Kino-, Theaterbesuche, Einladungen) häufig stark eingeschränkt, was nicht selten auch zu Depressionen beiträgt.

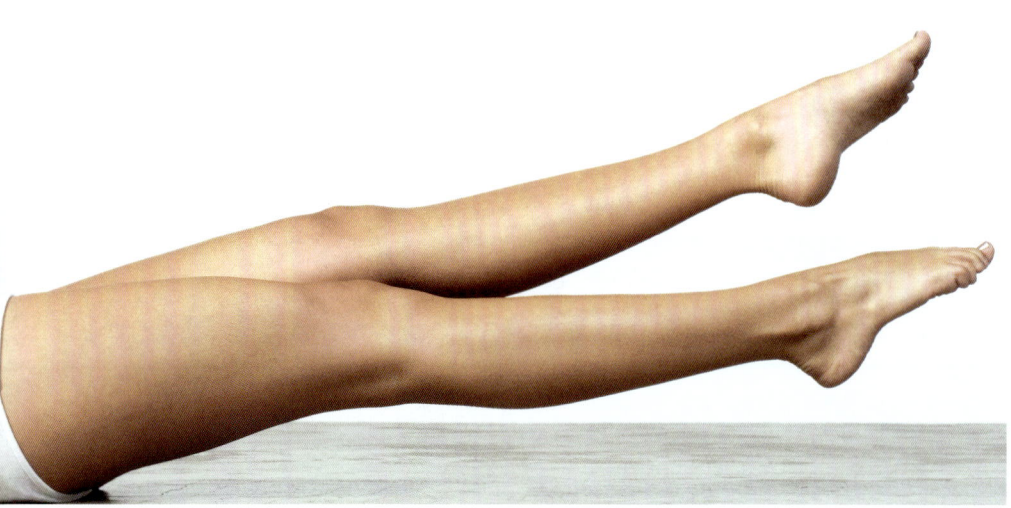

Der Eisenmangel kann die Beine zum Zucken bringen

Die genauen Ursachen für diese Erkrankung sind bislang noch nicht (ausreichend) bekannt. Eine erbliche Veranlagung scheint eine Rolle zu spielen, denn RLS kommt etwa in der Hälfte der Fälle in Familien gehäuft vor. Das Beschwerdebild kann sich aber auch im Zuge von Erkrankungen wie Schilddrüsen-, Gelenkerkrankungen (z.B. rheumatoide Arthritis), Nervenkrankheiten (z.B. Morbus Parkinson), Nierenerkrankungen oder als Folge hormoneller Störungen einstellen.

Ebenso kann es im Rahmen einer Schwangerschaft zu dieser Symptomatik kommen, die allerdings nach der Geburt meist wieder verschwindet. Auch Medikamente, wie etwa Mittel gegen Depressionen oder Arzneimittel, die gegen Übelkeit verschrieben werden, können die unruhigen Beine verursachen. Im Zuge der Erkrankung kann es zu einer Störung des Nervenstoffwechsels kommen. Betroffen ist auch hier vor allem die Freisetzung des Nervenbotenstoffs Dopamin, der für die Informationsübertragung zwischen den Nervenzellen im Gehirn und

Eisen in der Therapie — wann ist die Anwendung besonders sinnvoll

Rückenmark wichtig ist. Der Mangel an Dopamin ist nicht selten mit stark erniedrigten Eisenwerten verknüpft. Wie bereits in Zusammenhang mit ADHS erwähnt, ist ein eisenabhängiges Enzym an der Bereitstellung des wichtigen Signalstoffs beteiligt. Wenn das Spurenelement fehlt, kann kein aktives Enzym hergestellt werden und somit auch keine ausreichende Dopaminsynthese erfolgen. In der Praxis wird die Erkrankung häufig mit „Dopaminverstärkern", starken Schmerzmitteln oder auch Medikamenten, die man zur Behandlung von Epilepsie einsetzt, behandelt. Beim Restless-Legs-Syndrom sollte man unbedingt die Eisenwerte im Blut und die Eisenspeicher abklären lassen.

Die Gabe von Eisenpräparaten hat bei diesem Krankheitsbild in klinischen Untersuchungen vielfach zu einer deutlichen Besserung der Begleitsymptomatik oder sogar zum völligen Verschwinden der Beschwerden geführt.

Was Sie allgemein bei der Anwendung von Eisenpräparaten beachten sollten

Da eine Reihe von Lebensmittelinhaltsstoffen mit Eisensalzen in Verbindung treten können, sollten Eisenpräparate am besten etwa ein bis zwei Stunden außerhalb der Mahlzeiten aufgenommen werden. Am Morgen ist es allerdings

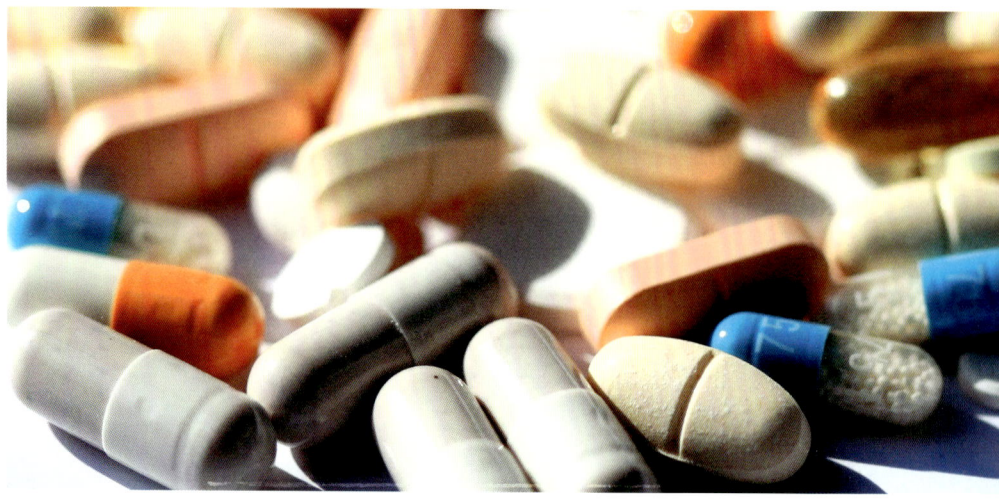

Eisen in der Therapie — wann ist die Anwendung besonders sinnvoll

besser, das Spurenelement nicht auf nüchternen Magen einzunehmen, denn die Verträglichkeit ist in diesem Fall häufig nicht besonders gut. Der gleichzeitige Konsum von Kaffee, Schwarztee oder Softdrinks ist zu vermeiden. Auch hier empfiehlt sich ein mindestens ein- bis zweistündiger Abstand zur Einnahme des Eisenpräparats. Ebenso ist die Wechselwirkungsproblematik mit Arzneimittelwirkstoffen zu beachten.

Gelegentlich kommt es unter dem Einfluss von eisenhaltigen Produkten zu einer Schwarzfärbung des Stuhls. Diese ist harmlos und verschwindet nach der Beendigung der Produktanwendung wieder von selbst.

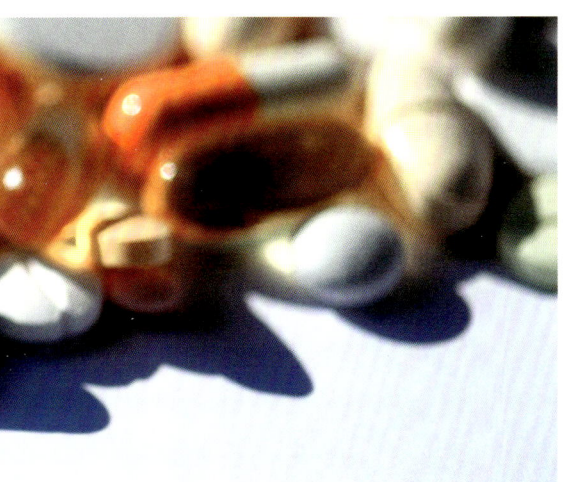

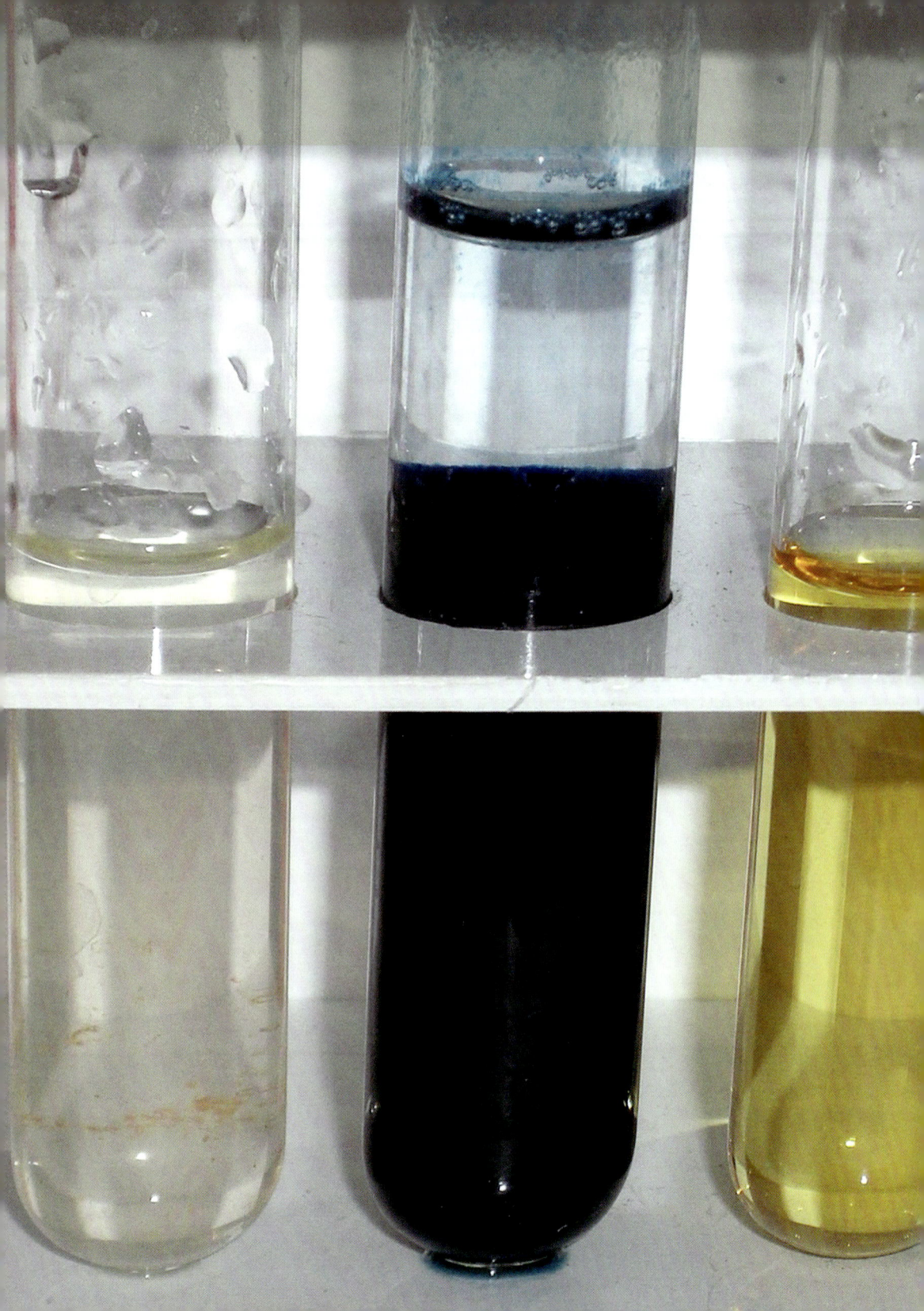

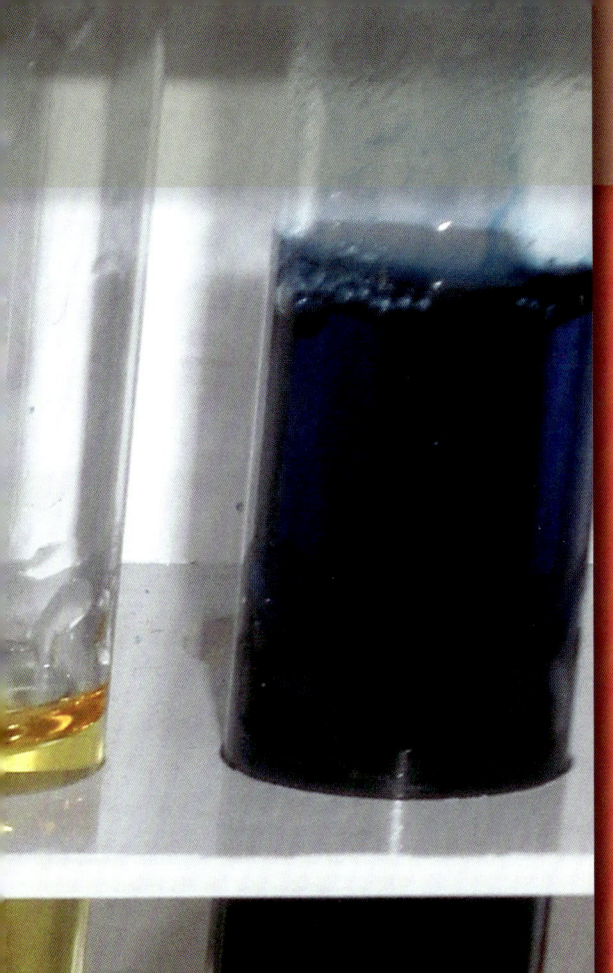
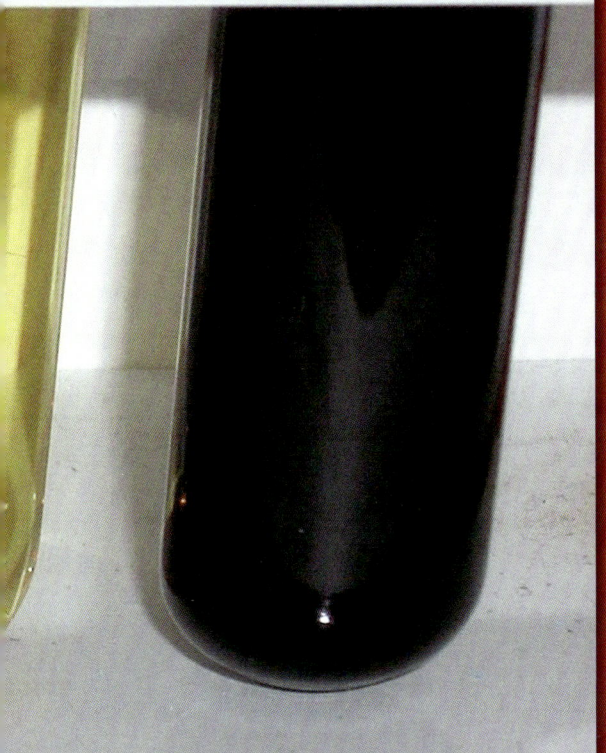

Eisenüber-
ladung — hier
ist Vorsicht
angesagt

Michaela Döll
Margit Weichselbraun
Eisenmangel

Eisenüberladung – hier ist Vorsicht angesagt

„Die Dosis macht, dass ein Ding ein Gift ist"

In der Vergangenheit wurde die übermäßige Eisenzufuhr äußerst kritisch beurteilt. Als obere Grenze für (gesunde) Erwachsene gelten 65 mg/Tag. Bis zu dieser Zufuhrmenge wurden in Untersuchungen – auch langfristig – noch keine Nebenwirkungen beobachtet. Dieser Grenzwert beträgt somit das Sechs- bis Siebenfache der täglichen Zufuhrempfehlung.

Eine Eisenzufuhr von mehr als 100 mg pro Tag – und damit eine Überschreitung der empfohlenen täglichen Zufuhr um den Faktor 10 – kann von Übelkeit, Bauchschmerzen, Sodbrennen und Durchfällen begleitet sein.

Auch Leberschäden und Diabetes mellitus können hier begünstigt werden.

Bei höheren Zufuhrmengen können sich weiterhin Schäden am Herzmuskel und auch im Gehirn einstellen. Bei Kindern hat man bei einer Zufuhr von 20 bis 60 mg pro Kilogramm Körpergewicht nicht nur Erbrechen, Fieber und Durchfall, sondern u.a. auch Blutgerinnungsstörungen sowie Nieren- und Leberschäden beobachtet.

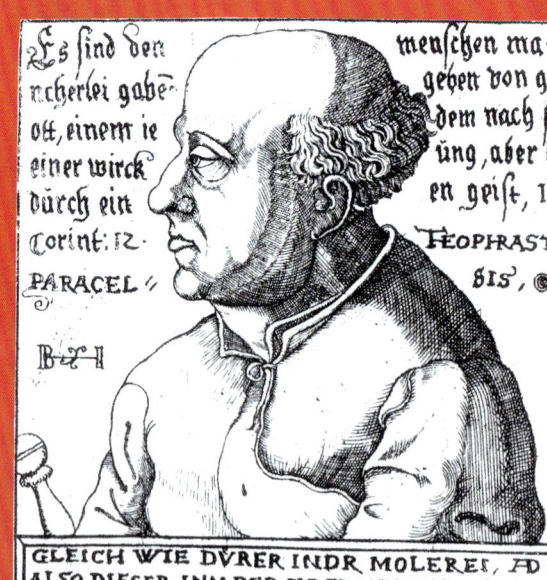

Paracelsus:
„Die Dosis macht, dass ein Ding ein Gift ist."

Dosierungen von 180 mg pro Kilogramm Körpergewicht können (auch bei Erwachsenen) tödlich verlaufen. Das würde allerdings dem achtzehnfachen Wert der täglichen Zufuhrempfehlung entsprechen.

Die körpereigene „Hormon-Feuerwehr" drosselt die Vergiftungsgefahr

So ohne weiteres kann sich das Eisen aber nicht in unserem Körper anreichern und für Schäden sorgen, denn die Eisenaufnahme und -verteilung in den Geweben wird streng kontrolliert. Hepcidin heißt der „Bodyguard", der den Eisenstoffwechsel überwacht. Dieses Eiweiß, welches zu den Hormonen zählt, wird vorrangig in der Leber, aber auch in anderen Organen (etwa im Herzmuskel, den Nieren, der Bauchspeicheldrüse und im Gehirn) gebildet. Das Hormon reguliert die Aufnahme des (zugeführten) Eisens aus dem Darm. Ist der Hepcidinspiegel hoch, dann wird wenig Eisen in das Blut aufgenommen. Sind dagegen wenig von diesen Wächtermolekülen im Körper vorhanden, dann wird der „Eisennotstand" ausgerufen und das Spurenelement gelangt

Eisenüberladung — hier ist Vorsicht angesagt

Eisenmangel

Michaela Döll
Margit Weichselbraun

mit verstärktem Maß vom Darm in das Blut. Damit ist es möglich, die Eisenverwertung in Abhängigkeit vom Bedarf zu beeinflussen und zu kontrollieren. Allerdings ist inzwischen bekannt, dass Hepcidin nicht nur für den Eisenstoffwechsel zuständig ist, sondern auch in das Entzündungsgeschehen eingreift. Bei chronischen Entzündungen und Tumorerkrankungen ist die Konzentration an diesem Hormon häufig erhöht. In der Folge wird die Eisenaufnahme gedrosselt und es kann zu einer Erniedrigung des Eisenwertes im Blut/Serum kommen, während das Spurenelement in den Immunzellen „gebunkert" wird.

Hämochromatose – Eisenspeicherkrankheit

Es gibt krankhafte Zustände, bei denen die Eisenzufuhr ganz besonders kritisch überwacht werden muss. Zu diesen gehört die Hämochromatose, eine angeborene Erbkrankheit, die mit einer verstärkten Anreicherung an Eisen im Körper einhergeht. Betroffen sind etwa 5 bis 10 Prozent der weißhäutigen Bevölkerung. Man geht davon aus, dass die Häufigkeit bei 1 : 200 bis 1: 400 liegt. Auch hier kommt der Eisenwächter Hepcidin ins Spiel, denn am häufigsten liegt der „Fehler" im Erbgut bei dem Chromosom, welches für die

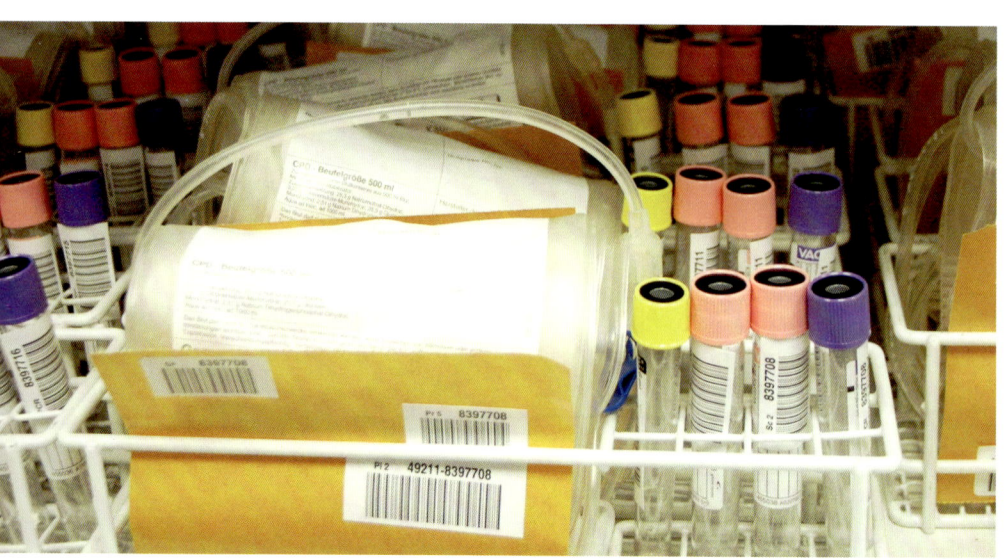

Herstellung des Hormons verantwortlich ist. Wegen des fehlerhaften Stücks des Erbfadens wird zu wenig Hepcidin hergestellt. In der Folge wird Eisen vermehrt aus dem Darm aufgenommen. Statt der üblichen Aufnahme von 1 bis 2 g (maximal 4 g) pro Tag können sich nun täglich bis zu 20 g und mehr Eisen im Körper anreichern. Zunächst werden damit die Speicher gefüllt. Stoßen diese an ihre Grenzen, kommt es zum Anfluten der Eisenionen in den Körpergeweben, etwa in Leber, Herzmuskel, Bauchspeicheldrüse, Gelenken. Die auftretende Eisenüberladung wird zunächst von unklaren Symptomen wie Appetitlosigkeit, Müdigkeit, Bauchschmerzen oder auch diffusen Gelenkschmerzen begleitet. Im fortgeschrittenen Stadium können sich Gewebeschäden am Herzmuskel, der Leber und der Bauchspeicheldrüse sowie ein Diabetes mellitus einstellen. Es drohen u.a. Herzschwäche, Herzrhythmusstörungen, Leberzirrhose und Knochenschwund (Osteoporose). Auch die Haut kann sich unter der Eisenanreicherung verfärben. Den betroffenen Patienten wird empfohlen, den Verzehr eisenhaltiger Lebensmittel (z.B. Wurst, Fleisch) drastisch einzuschränken. Auch von einer Vitamin-C-Gabe wird abgeraten,

Eisenüberladung — hier ist Vorsicht angesagt

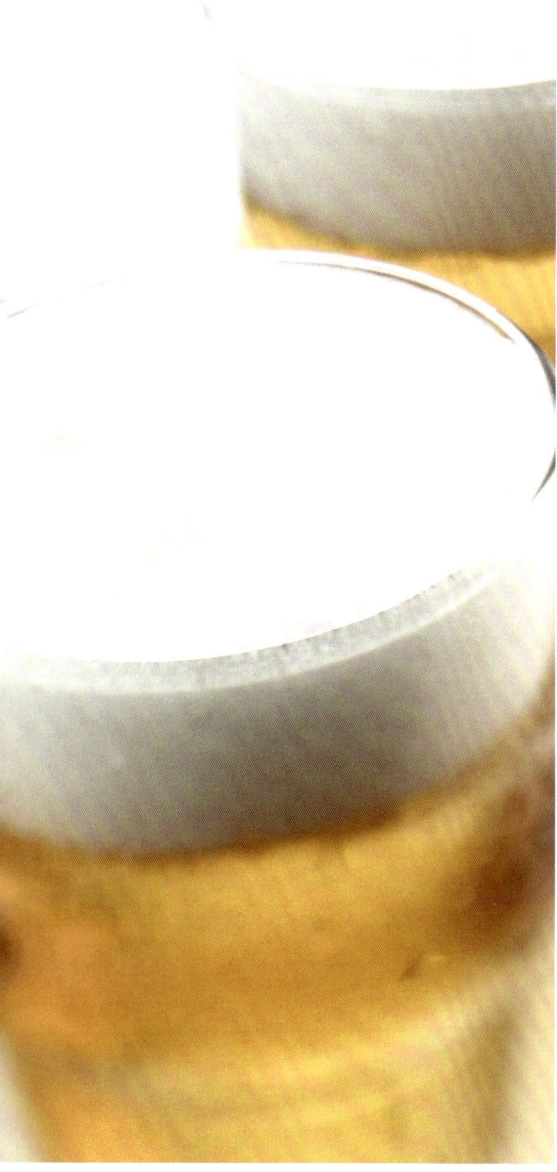

um die dadurch bedingte Förderung der Eisenaufnahme zu vermeiden.

Zu einer Eisenüberladung kann es auch bei wiederholten Bluttransfusionen kommen. Die übermäßige Anhäufung von Eisen wird mit Aderlässen behandelt. Bei bestimmten Formen der Erkrankung kommen auch „Klammerstoffe" (Komplexbildner) zur Anwendung, welche das Eisen in eine wasserlösliche Form überführen. Dadurch kann das überschüssige Eisen mit dem Urin ausgeschieden werden. Wird eine Hämochromatose rechtzeitig erkannt (z.B. durch eine umfassende Labordiagnostik), dann können entsprechend frühzeitig auch Therapiemaßnahmen eingeleitet und Folgekomplikationen vorgebeugt werden.

Alkoholbedingte Lebererkrankungen und Eisen

Zuerst die gute Nachricht: Das „Gläschen in Ehren" kann zur Anhebung des Eisenwertes im Blut und damit zur Vermeidung von Blutarmut beitragen. Wird allerdings vermehrt Alkohol konsumiert, dann kann es zu einer

Eisenüberladung — hier ist Vorsicht angesagt

Störung des Eisenstoffwechsels kommen. Und das ist die schlechte Nachricht: Bei alkoholbedingten Leberschäden (Leberzirrhose) können bereits geringe Zufuhrmengen an Eisen problematisch werden. Das aufgenommene Eisen wird unter dem Einfluss des Alkohols vermehrt in der ohnehin schon belasteten Leber abgelagert. Dort kann das Organ durch Eisen zusätzlich geschädigt werden und letztlich zugrunde gehen. In wissenschaftlichen Untersuchungen hat man festgestellt, dass etwa zwei Drittel aller Menschen mit einem durch Alkohol verursachten schweren Leberschaden eine Eisenüberladung zeigen. Obgleich die Tatsache, dass übermäßiger und chronischer Alkoholkonsum den Eisenstoffwechsel fehlleitet, schon seit Langem bekannt ist, konnten die genauen Ursachen hierfür bislang noch nicht vollständig aufgeklärt werden. Das Kontrollprotein Hepcidin, welches in der Leber hergestellt wird, scheint eine Rolle zu spielen. Eine unzureichende Hepcidin-Produktion hat, wie oben bereits erwähnt, eine vermehrte Eisenaufnahme ins Blut zur Folge. Daher wird in der Praxis bei hohen Eisenwerten im Blut nach den Alkoholkonsum-Gewohnheiten gefragt.

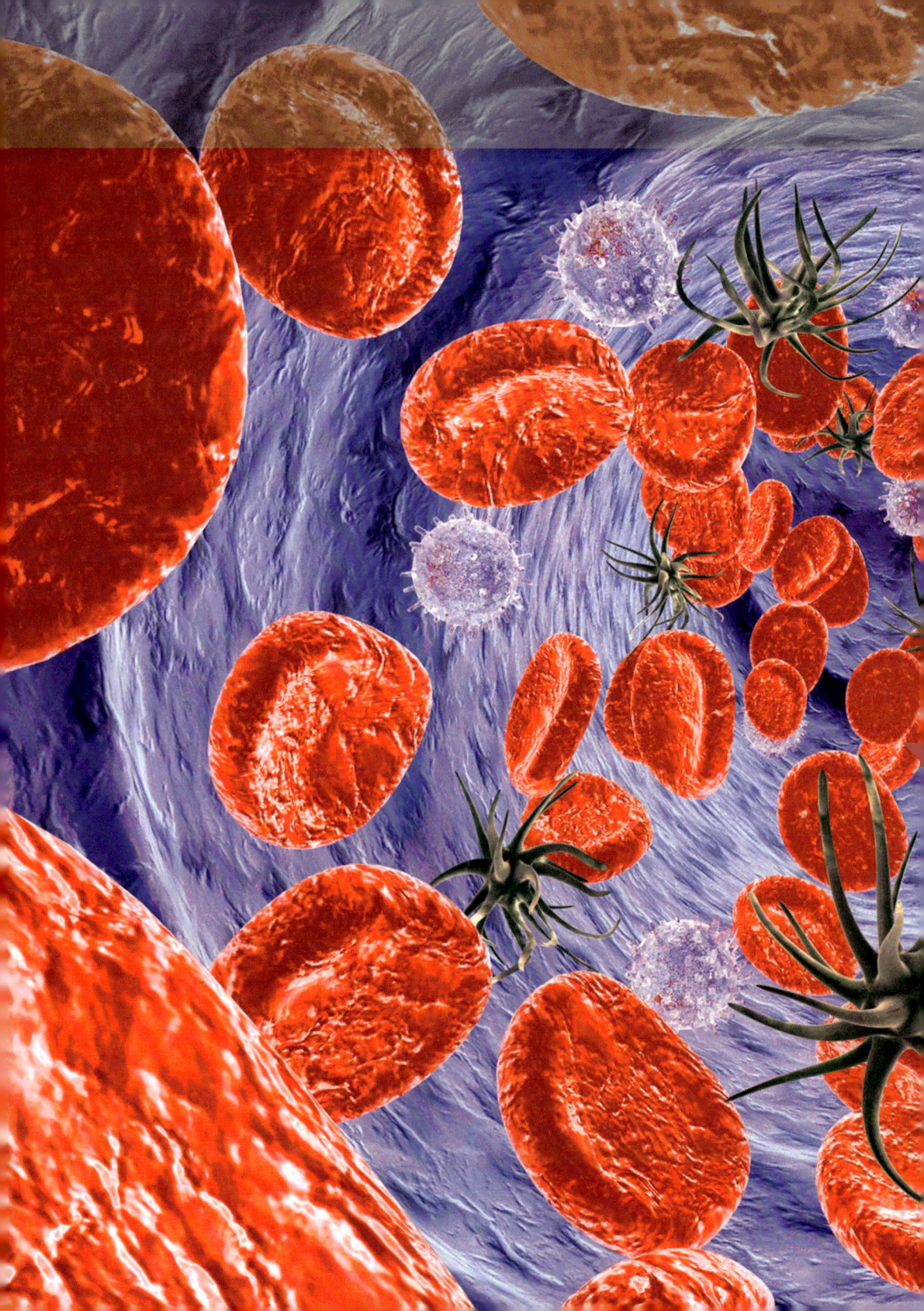

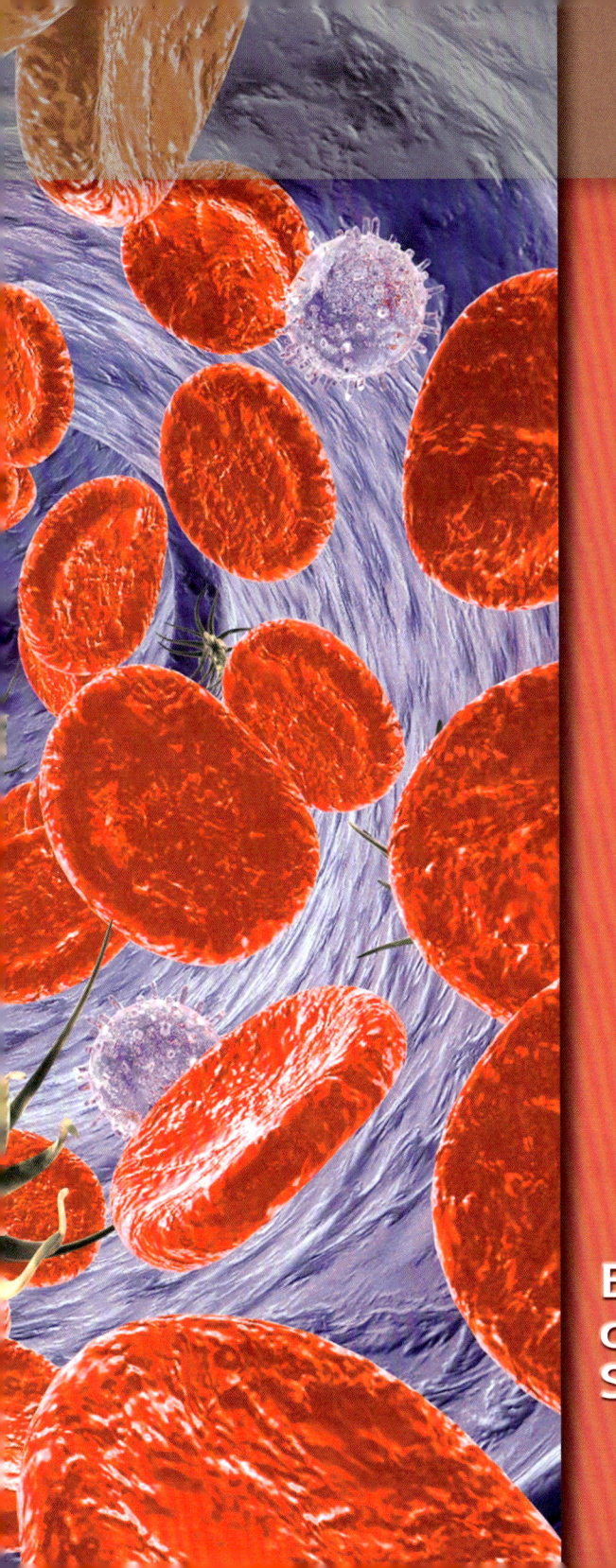

Eisen und oxidativer Stress

Eisen und oxidativer Stress

Gefürchtet: Freie Radikale schädigen die Zellen

Sie sind auf ihrer Jagd durch die Zellen unerbittlich und greifen wichtige Zellbausteine wie Fette, Eiweiße oder sogar das Erbgut an: Freie Radikale sind einsame, aber sehr aggressive kleine Teilchen, die im Körper bei einer ganzen Reihe von Stoffwechselvorgängen entstehen, ohne dass wir dies beeinflussen können. Sie sind dadurch charakterisiert, dass sie – stoffwechselbedingt oder auch durch äußere Faktoren – ihren Bindungspartner verloren haben. Das macht die Winzlinge sehr angriffslustig. Auf ihren Streifzügen durch die Zellen versuchen sie u.a. den Fettsäuren und Eiweißbausteinen einen passenden Partner zu "entreißen". Dabei werden diese wichtigen Biomoleküle "oxidiert" – ähnlich dem Rostvorgang des Eisens oder dem Ranzigwerden von Fett. Man spricht in diesem Zusammenhang vom "oxidativen Stress". Dieser hat, nach den modernen Erkenntnissen der medizinischen Forschung, einen Anteil an der Entstehung von chronisch-degenerativen Erkrankungen wie Herz-, Kreislauf-, Krebs-, Nerven- und Augenkrankheiten.

Der oxidative Stress kann durch Lebensstilfaktoren, wie z.B. Rauchen, eine übermäßige UV- und Ozonproduktion, bestimmte Medikamente und negativen Stress (Distress) in beachtlichem Umfang zunehmen. Auch Umweltgifte und Röntgenstrahlungen können die Freisetzung von freien Radikalen erhöhen. Die „Gegenwehr" kommt von den Radikalfängern (Antioxidantien), zu denen u.a. die Vitamine C und E, ß-Carotin, aber auch bioaktive Pflanzeninhaltsstoffe wie z.B. die Polyphenole, die in Obst, Gewürzen und Gemüse vorkommen, zählen. Diese Schutzstoffe können den freien Radikalen den „Garaus" machen und die Körperzellen und -gewebe vor den schädlichen oxidativen Folgeschäden schützen.

Pflanzliches Eisen: Weniger Stress mit dem oxidativen Stress

Freies, nicht an das Speicherprotein gebundenes Eisen kann den oxidativen Stress erhöhen. Dieser

Eisen und oxidativer Stress

Vorgang wurde schon vor vielen Jahrzehnten von bedeutenden Chemikern beobachtet und beschrieben.

Aber Eisen ist nicht gleich Eisen! Gerade zum pflanzlichen Eisen gibt es hier neuere Erkenntnisse, die aus aktuellen Studien resultieren. Untersuchungen von österreichischen Wissenschaftlern aus Graz und Wien bestätigen, dass pflanzliches Eisen eine verringerte Tendenz hat, freie Radikale zu bilden. Die Foscher erklären dies damit, dass das Eisen in Pflanzen nicht frei, sondern an Eiweiß gebunden vorliegt. Zudem sind pflanzliche Quellen (z.B. Curryblattextrakt) auch reich an antioxidativ wirksamen Substanzen wie z.B. Carotinoide. Diese fungieren, wie oben bereits erwähnt, als Radikalfänger und wirken somit dem oxidativen Stress entgegen.

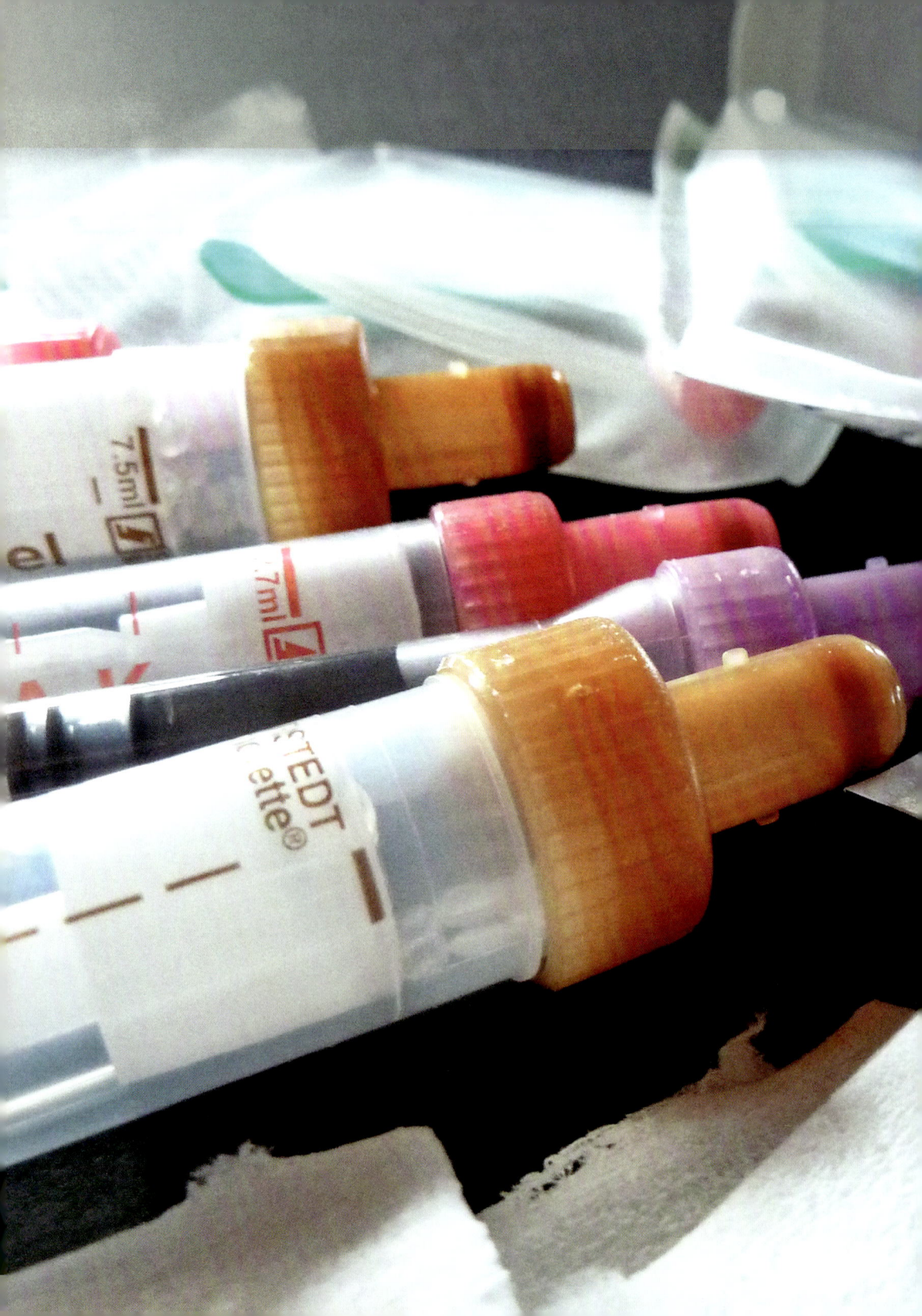

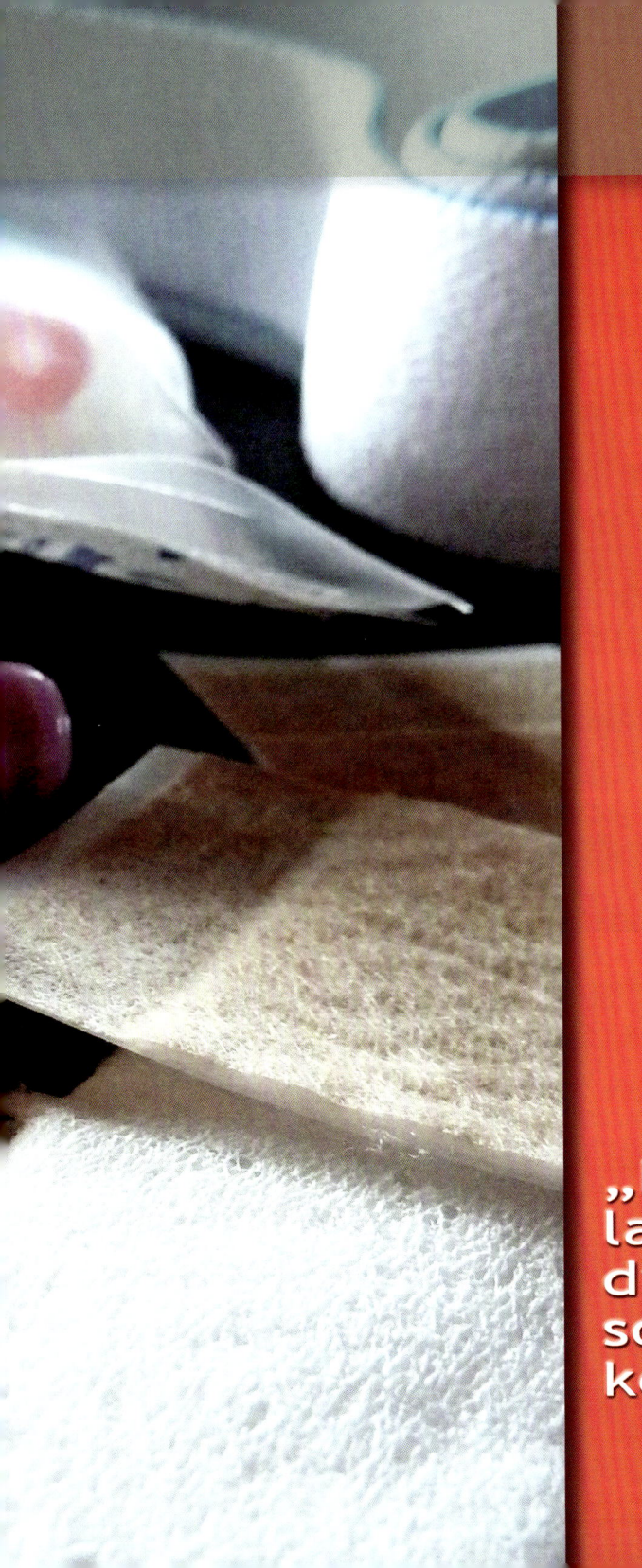

„Labor-latein" — diese Werte sollten Sie kennen

Michaela Döll
Margit Weichselbraun
Eisenmangel

„Laborlatein" – diese Werte sollten Sie kennen

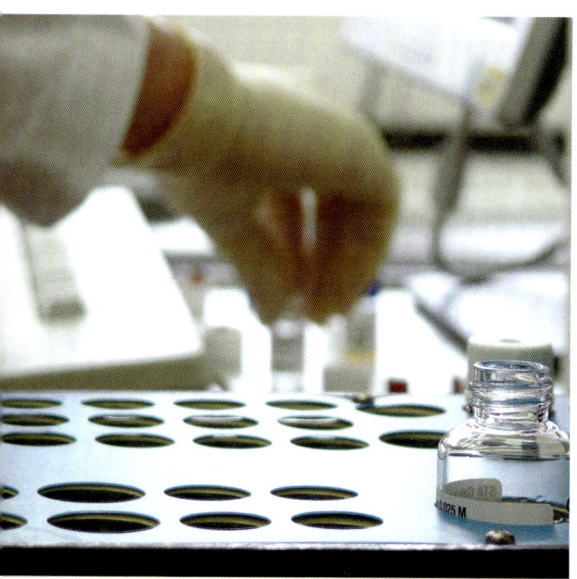

Eisenmangel – oder doch nur vom stressigen Alltag geschafft? Um eine bestehende Unterversorgung mit dem Mineralstoff aufzudecken, ist der Besuch bei einem Arzt Ihres Vertrauens für ein labordiagnostisches Blutbild der erste Schritt. Vergessen Sie hierbei den Eisenwert auf Ihrem Diagnostikbogen! Die Bestimmung des Eisenwertes im Serum an sich ist nämlich nicht besonders aussagekräftig. Dieser unterliegt nicht nur starken tageszeitlichen Schwankungen, er wird auch durch andere Faktoren wie dem Eisengehalt der Nahrung oder die Einnahme von bestimmten Medikamenten beeinflusst.

Eisennormalwerte und Abweichungen

	Unter-versorgung	Normal-werte	Über-ladung
Ferritin (ng/ml)	< 30	30–300	> 1.000
Transferrin (mg/dl)	> 400	200–400	< 200
Transferrin-sättigung (%)	< 16	16–45	> 45

Ferritin: Der Eisenspeicher

Ferritin wird auch als „Depot-Eisen" bezeichnet. In dieser Form hortet der Körper das lebensnotwendige Eisen im Körper. Auf Abruf bereit, kann das Spurenelement bei Bedarf mobilisiert werden. Ist der Ferritin-Wert erniedrigt, ist dies ein frühes Anzeichen für eine schlechte Eisenversorgung, noch bevor sich ein schwerer Mangel zeigt. Bereits Ferritinspiegel, die kleiner als 30 ng/ml sind, deuten auf einen Mangel an Eisenreserven hin. Bei bestimmten Erkrankungen oder Symptomen wie Haarausfall sind sogar noch höhere Mindestwerte (70–80 ng/ml) an Ferritin wünschenswert.

Transferrin und Transferrinsättigung: Das Eisentaxi und seine Platzbelegung

Transferrin ist ein Eiweißstoff, der unzählige Eisenionen binden kann und wie ein Taxi zu den Zielzellen transportiert. So werden alle Körperzellen mit dem lebensnotwendigen Spurenelement versorgt. Die Transferrinsättigung gibt Auskunft über den Eisengehalt des Transferrins – sprich: wie viele Eiseni-

„Laborlatein" – diese Werte sollten Sie kennen

onen mit dem Taxi transportiert werden. Bei Eisenmangel versucht der Körper mit möglichst vielen Taxis möglichst viel Eisen zu den Zielzellen zu transportieren. Der Mangel zeichnet sich durch hohe Transferrinspiegel bei einer geringeren -sättigung ab.

Vorsicht: Fehlinterpretationen möglich

Chronische Entzündungen oder Krebserkrankungen können, wie bereits erwähnt, starken Einfluss auf die verschiedenen Parameter der Eisenversorgung haben. In diesen Fällen ist die Interpretation der ermittelten Werte erschwert. Empfehlenswert ist es, zusätzlich zum Ferritinwert auch Entzündungsmarker (wie z.B. CRP = C-reaktives Protein) zu messen, die eine Aussage über eine eventuell vorhandene Entzündung erlauben. Bei hohen Entzündungswerten können die Ferritinwerte im Serum nämlich ebenfalls erhöht sein, ohne dass dies den tatsäch-

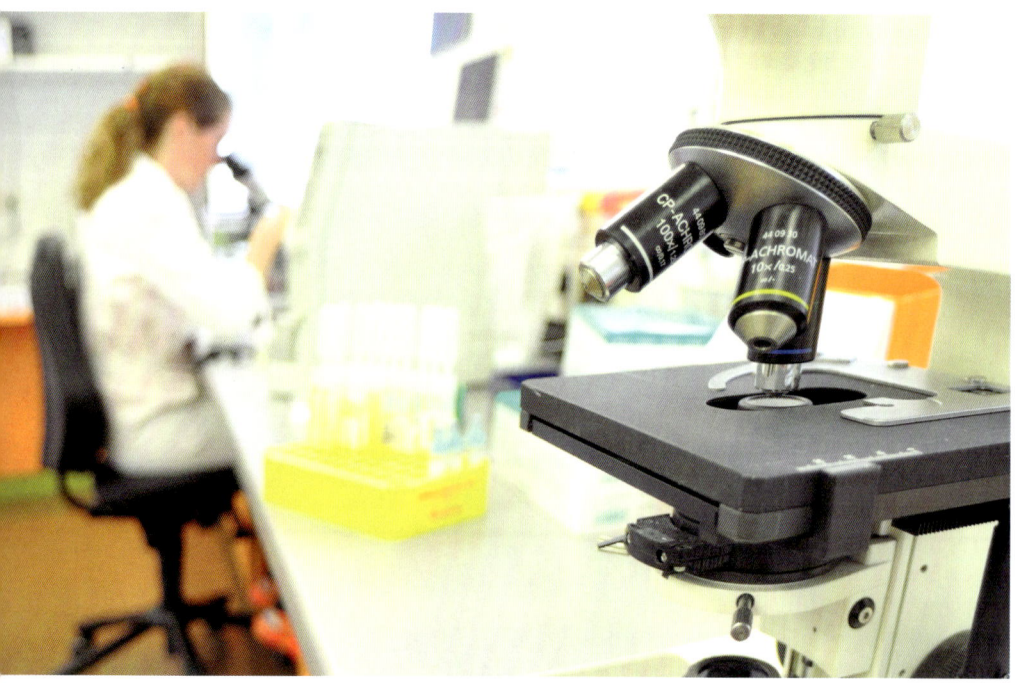

lichen Ferritinstatus widerspiegelt. Hier ist die Kompetenz guter Untersuchungslabore gefragt.

Eisenbestimmung? Aber bitte im Vollblut!

Viele Labore bieten inzwischen die Bestimmung der oben erwähnten Eisenparameter im Vollblut an. Die hier erzielten Ergebnisse sind weitaus aussagekräftiger als die üblichen Analysen im Blutserum. Man kann sich das so erklären: Unser Blut besteht aus Festbestandteilen, wie den roten Blutkörperchen oder den Blutplättchen, und aus einem flüssigen Anteil, auch „Blutserum" genannt. Das Eisen befindet sich hierbei fast vollständig in den Festbestandteilen des Blutes, im Serum sind nur sehr geringe Konzentrationen zu finden. Bei der Vollblutanalyse wird, im Gegensatz zu üblichen Serummessungen, das Blut als Gesamtes verwendet und somit auch der gesamte Eisenbestand im Blut erfasst. Hierdurch spielen mögliche Schwankungen der Eisenverteilung zwischen den flüssigen und festen Blutbestandteilen, die bei Serumanalysen die Werte verfälschen können, keine Rolle.

„Laborlatein" — diese Werte sollten Sie kennen

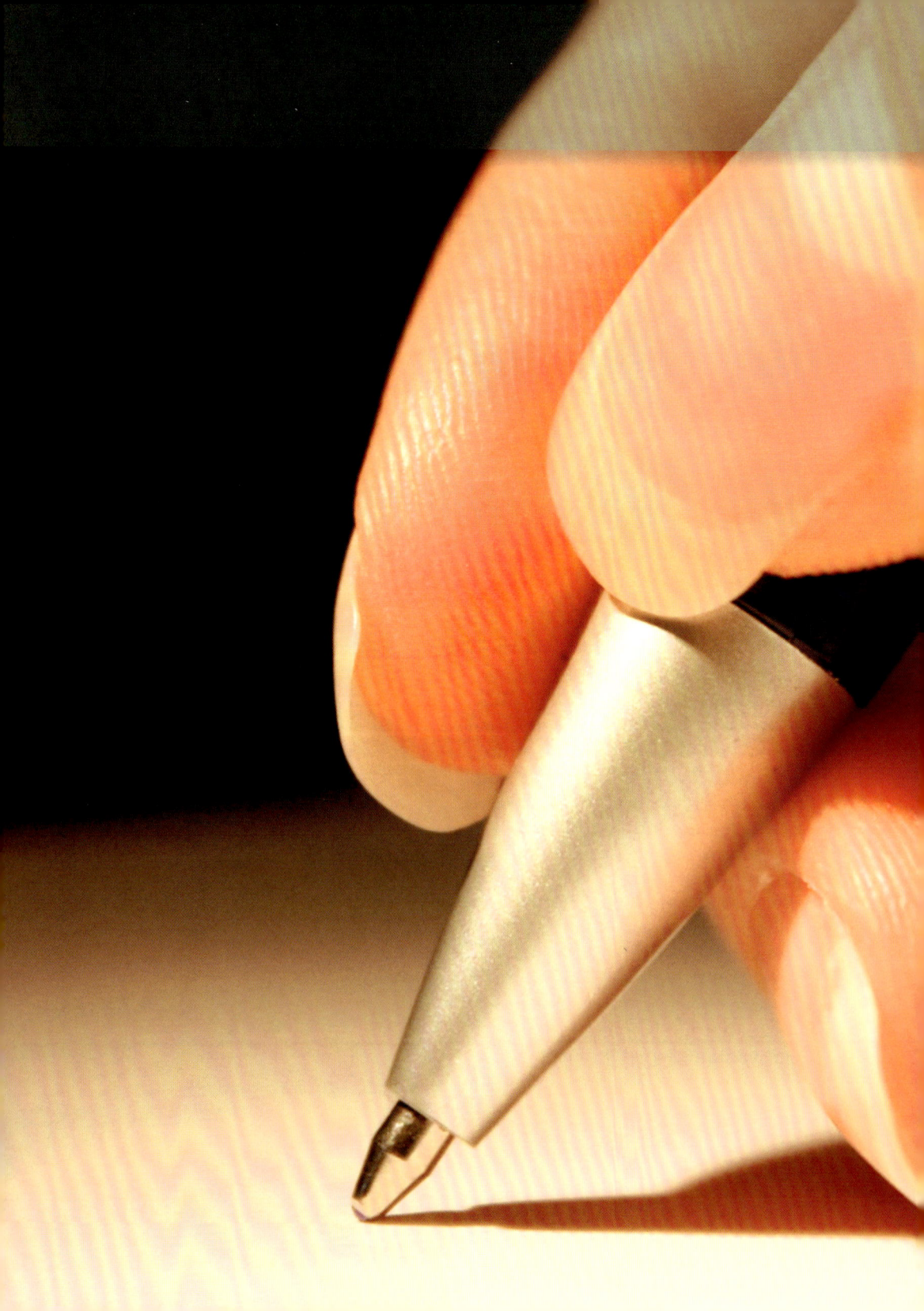

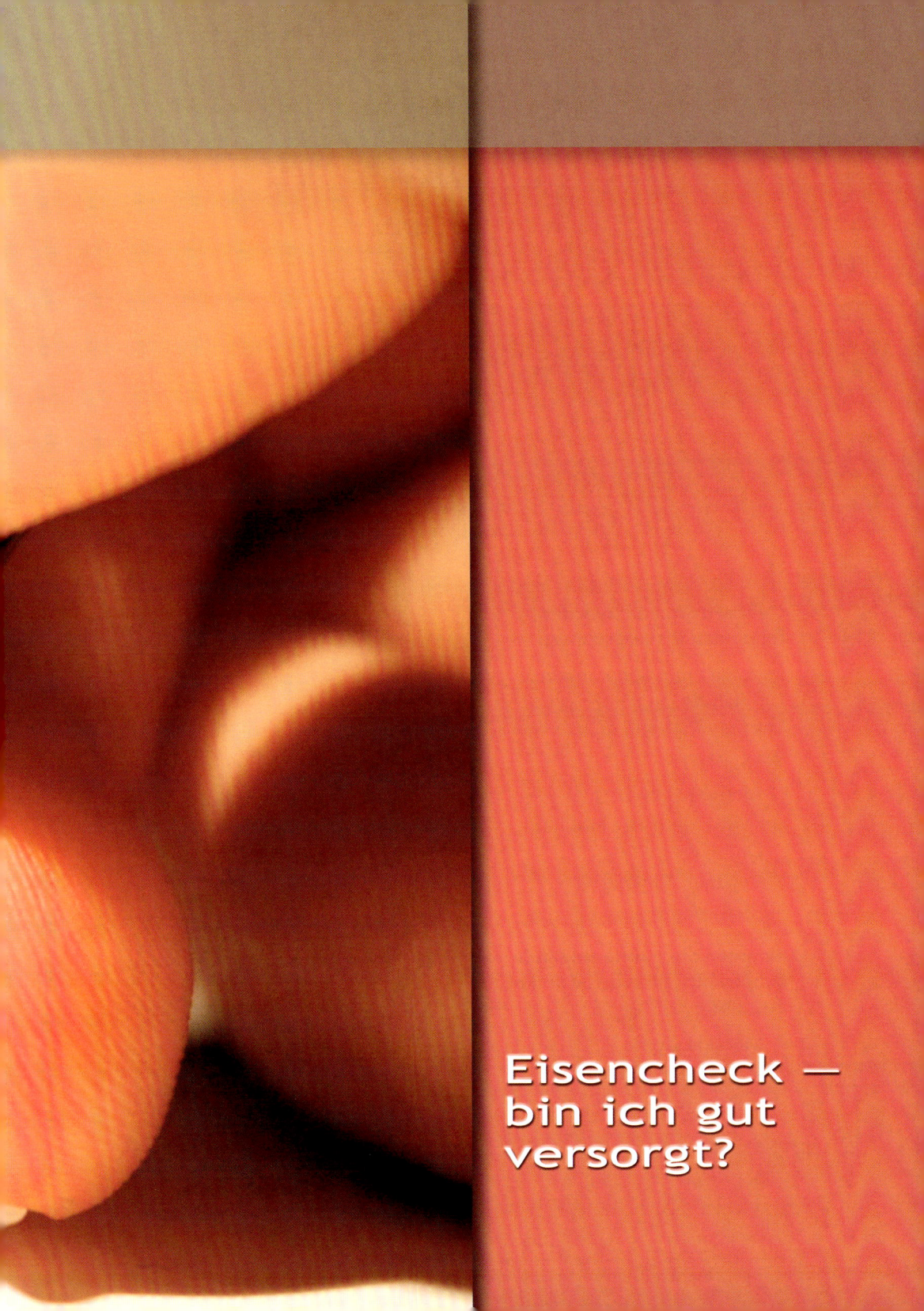

Eisencheck — bin ich gut versorgt?

Michaela Döll
Margit Weichselbraun
Eisenmangel

Eisencheck – bin ich gut versorgt?

Beantworten Sie bitte folgende Fragen mit „ja" oder „nein":

Diese Fragen können Hinweise auf einen möglichen Eisenmangel geben. Allerdings ersetzt der Test nicht die Betreuung durch einen Arzt/Therapeuten und/oder die Erfassung durch Laborparameter.

Gehören Sie zu einer der folgenden Risikogruppen?

- Junge Frau, Schwangere, Stillende
- Kind, Jugendlicher
- Sportler
- Älterer Mensch
- Mensch mit chronischer Darmerkrankung
- Veganer, Vegetarier
- Blutspender

Nehmen Sie häufig folgende Lebensmittel bzw. Getränke zu sich?

- Milchprodukte
- Kaffee zum Essen
- Schwarztee zum Essen

Nehmen Sie regelmäßig eines (oder mehrere) der folgenden Medikamente ein?

- Abführmittel
- Antibiotika
- Mittel zur Senkung der Blutfettwerte
- Krebsmedikamente
- Osteoporosemittel
- Rheumamittel
- Säureblocker (Magen)
- Schmerzmittel

Leiden Sie an mindestens zwei der folgenden Symptome?

- Ständige Müdigkeit
- Konzentrationsprobleme
- Wiederkehrendes Schwindelgefühl
- Eingerissene Mundwinkel
- Haarausfall, brüchige Nägel
- Häufige Kopfschmerzen
- Appetitlosigkeit
- Blasse Haut und Schleimhaut

Eisencheck – bin ich gut versorgt?

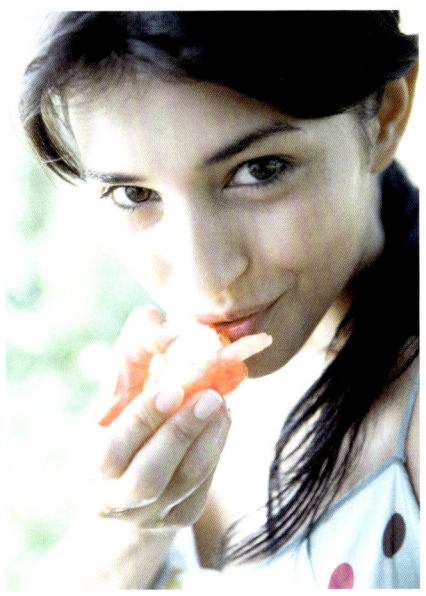

Haben Sie keine oder nur eine der Fragen mit „ja" beantwortet?

Geringes Eisenmangelrisiko

Ihr Eisenmangelrisiko ist eher gering. Ihr Körper ist vermutlich ausreichend mit Eisen versorgt. Damit das so bleibt, ist eine ausgewogene Ernährung die wichtigste Grundlage. Eisen kommt in zahlreichen Lebensmitteln vor, wobei grob gefasst in Obst und Gemüse eher wenig Eisen enthalten ist, in Fleisch hingegen viel. Die Kombination mit Vitamin C (z.B. in Fruchtsäften) kann die Eisenaufnahme in den Körper noch zusätzlich verbessern.

Haben Sie zwei bis drei der Fragen mit „ja" beantwortet?

Erhöhtes Eisenmangelrisiko

Ihr Eisenmangelrisiko ist erhöht. Möglicherweise zehrt Ihr Körper bereits von seinen Eisenreserven, da Sie ihm nicht genügend Eisen zuführen. Achten Sie gezielt auf eine ausgewogene eisenreiche Ernährung.

Unterstützen Sie Ihren Körper zudem mit einem hochwertigen, sinnvollen Eisenpräparat, um eine Entleerung der körpereigenen Speicher zu verhindern. Um Sicherheit zu erlangen, sollten Sie einen Arzt Ihres Vertrauens aufsuchen. Dieser kann mithilfe eines Bluttests Ihre Eisenversorgung bestimmen.

Haben Sie alle vier Fragen mit „ja" beantwortet?

Hohes Eisenmangelrisiko

Ihr Eisenmangelrisiko ist hoch, die Versorgung Ihres Körpers mit Eisen vermutlich kritisch. Suchen Sie einen Arzt Ihres Vertrauens auf. Dieser kann mithilfe eines Bluttests Ihre Eisenversorgung bestimmen. Sollte sich der Verdacht auf Eisenmangel bestätigen, berät Ihr Arzt Sie gerne, welches Eisenpräparat für Sie sinnvoll ist, um Ihrem Körper das fehlende Eisen zu zuführen und die leeren Speicher nachhaltig zu füllen.

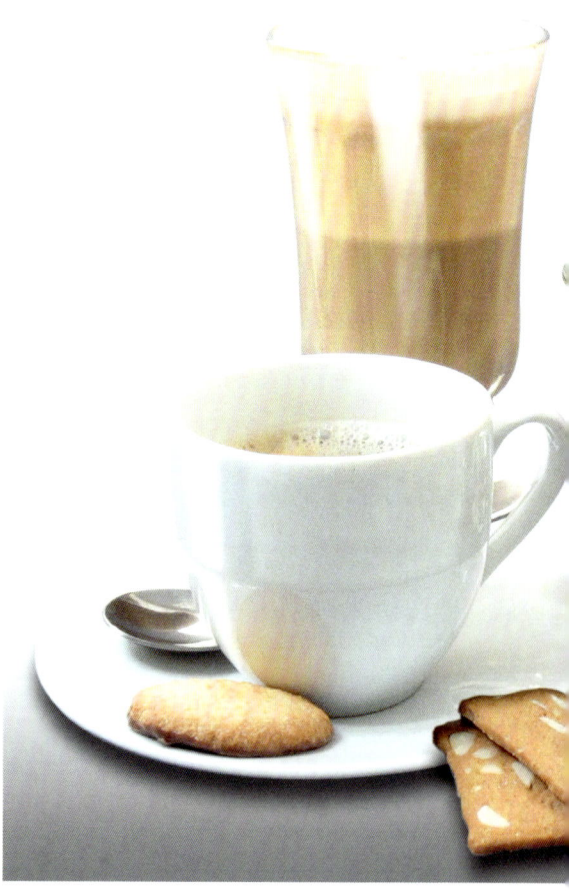

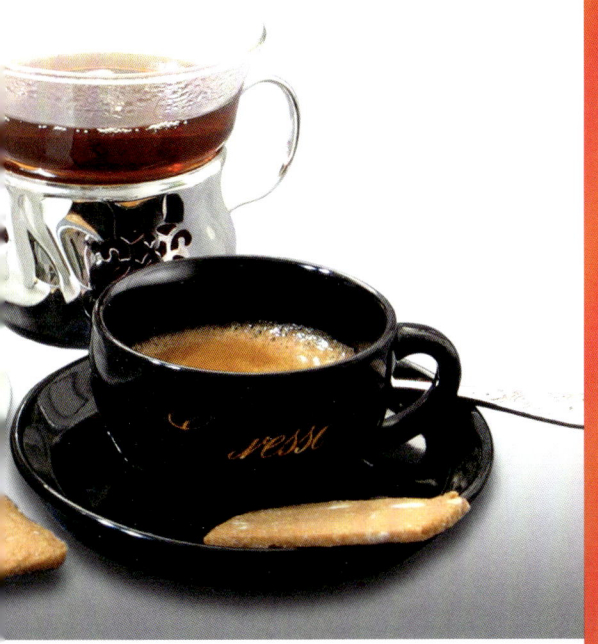

Eisencheck — bin ich gut versorgt?

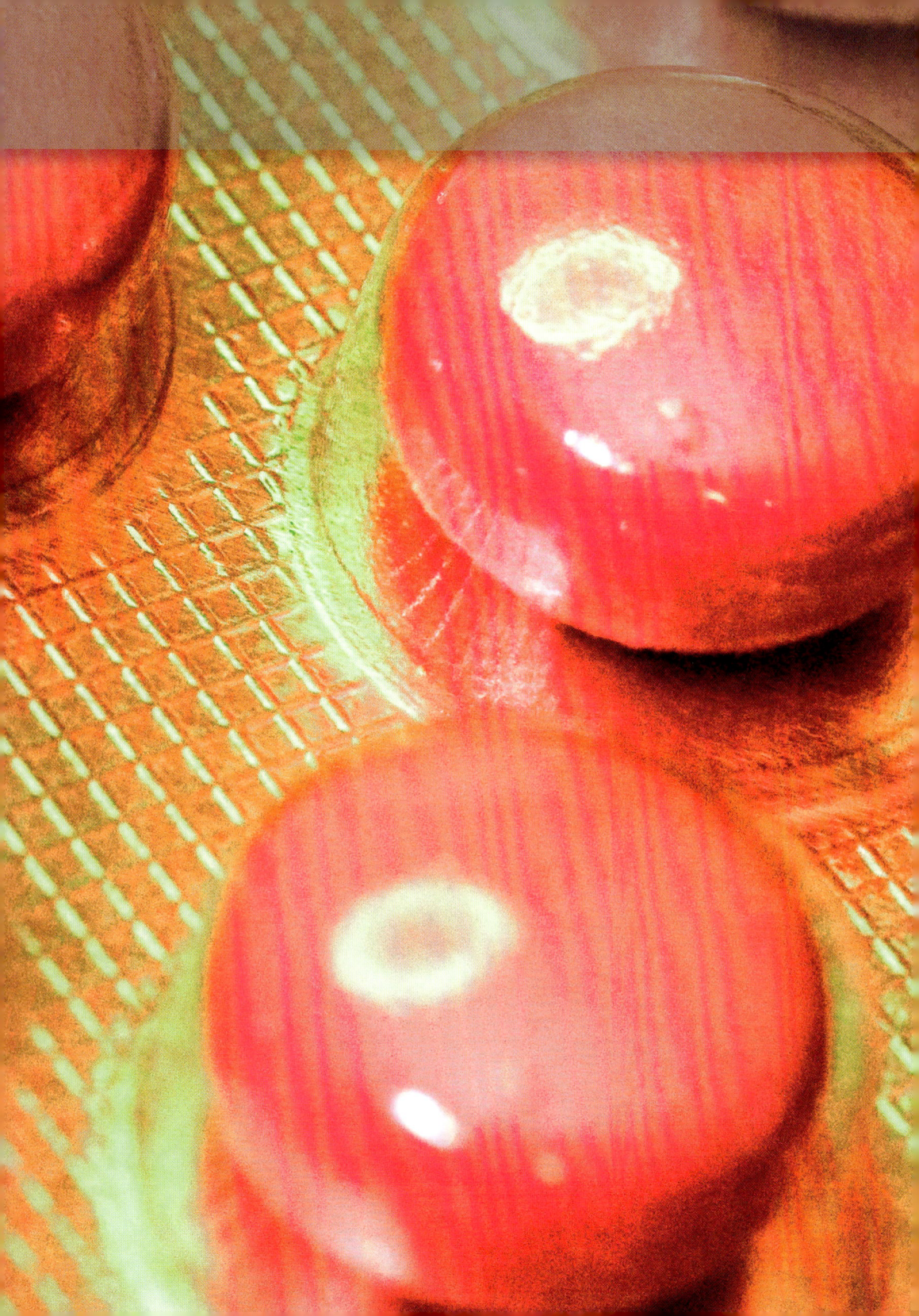

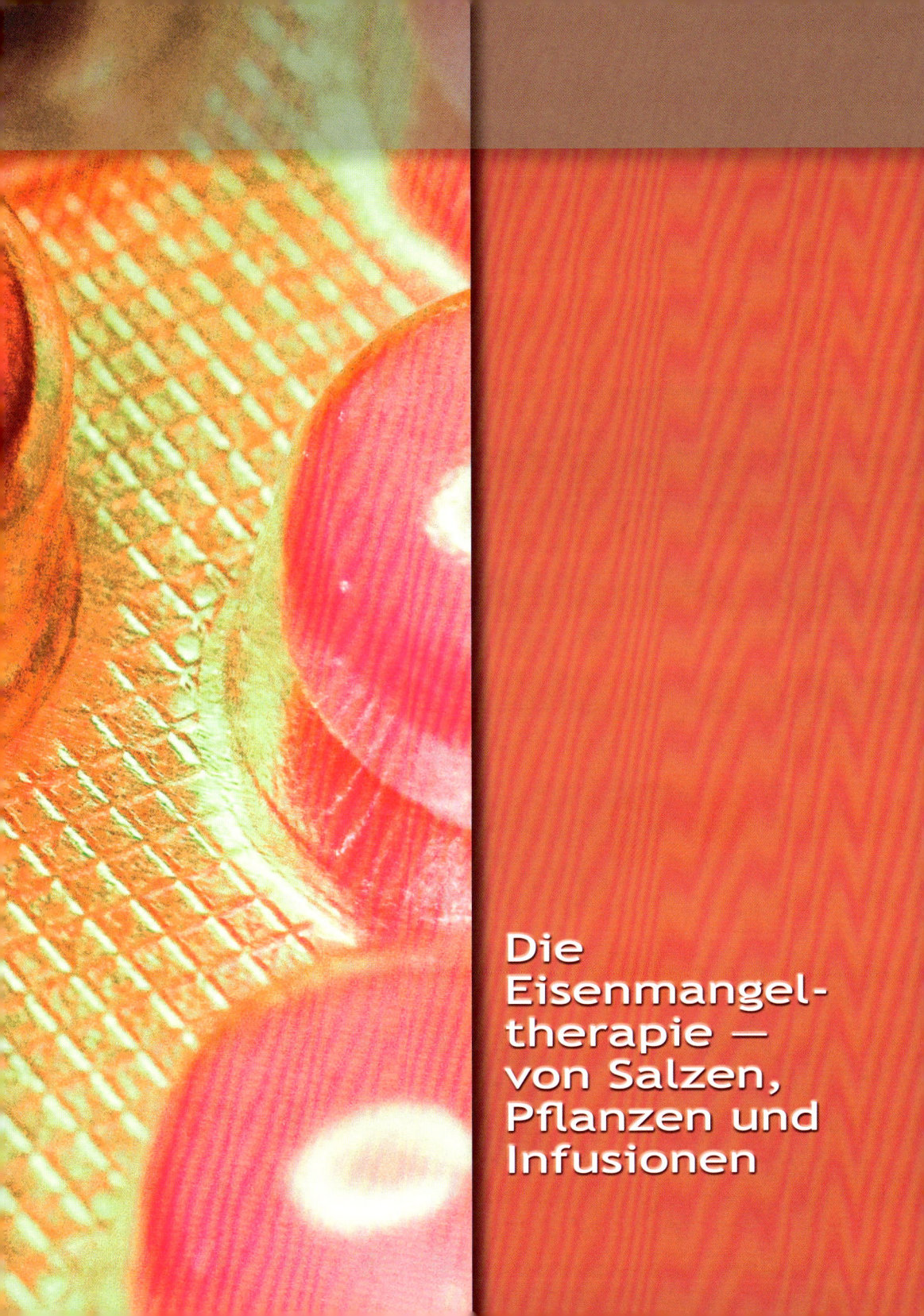

Die Eisenmangeltherapie — von Salzen, Pflanzen und Infusionen

Michaela Döll
Margit Weichselbraun
Eisenmangel

Die Eisenmangeltherapie – von Salzen, Pflanzen und Infusionen

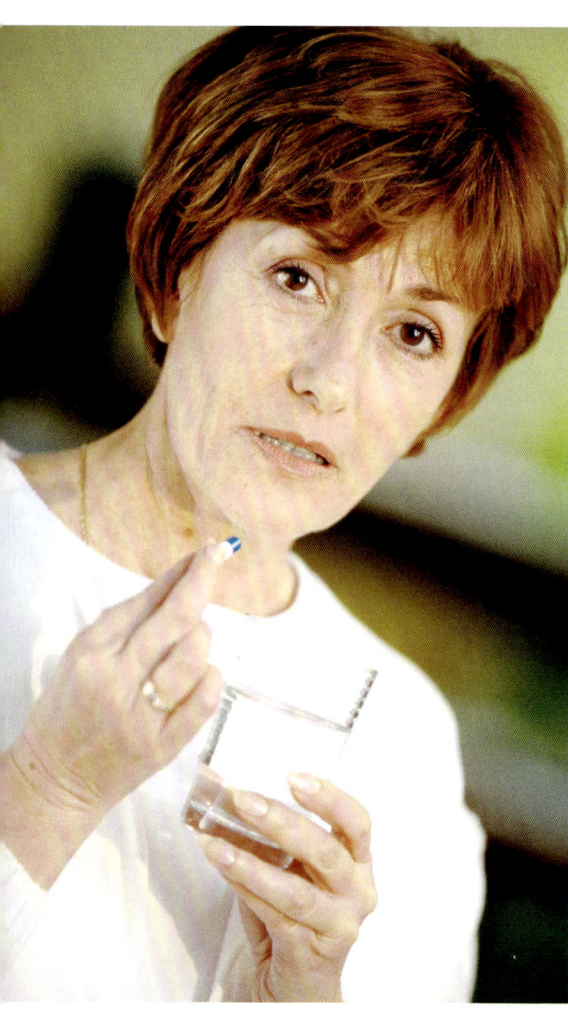

Eisenmangel und seine Folgen müssen nicht sein! Dieses Mineralstoffdefizit lässt sich einfach beheben, indem man dem Organismus das fehlende Eisen zuführt.

Zur oralen Eisenzufuhr gibt es unzählige Eisenpräparate am Markt. Diese marktüblichen Eisenlieferanten in Saft-, Brause- oder Tablettenform enthalten in der Regel Eisensalzverbindungen (z.B. Eisenglukonat, Eisensulfat). Insbesondere in Form von eisenhaltigen Medikamenten sind diese Eisensalze eine preisgünstige Variante, um die Eisenspeicher zu füllen. Doch Eisensalze können vor allem in höheren Dosierungen mit Nebenwirkungen wie Übelkeit, Verstopfung oder Durchfällen verbunden sein und zum Abbruch der Eisentherapie führen. Besondere Vorsicht bei der Einnahme von Eisensalzen ist bei bereits bestehenden Magen-Darm-Erkrankungen wie Colitis ulcerosa, Morbus Crohn oder Reizdarmsyndrom geboten. Durch die Einnahme der Eisensalze kann es hier zu einer

Verschlechterung der Symptome kommen.

Als natürliche, besonders verträgliche Alternative zu marktüblichen Eisensalz-Supplementen gibt es mittlerweile auch natürliche pflanzliche Eisenpräparate am Markt. Pflanzliches Eisen liegt in gebundener Form vor und wirkt deshalb auf die Schleimhäute des Verdauungstrakts sanfter. Dies ist vermutlich der Grund, weshalb pflanzliches Eisen von vielen Anwendern als verträglicher beschrieben wird. Doch auch für Menschen, die auf Eisen in Form von Eisensalzen nicht reagieren, bietet pflanzliches Eisen mit seinem eigenen Aufnahmeweg in den Körper eine Chance.

Mindestens zwei Monate lang sollte bei Eisenmangel die Zufuhr des Spurenelementes mittels eines Eisenpräparates erhöht werden – erste spürbare Erfolge gibt es bereits in den ersten Wochen. Eine ärztliche Blutkontrolle gibt Gewissheit über den Therapieerfolg. Wenn orale Eiseneinnahmen nicht zum gewünschten Erfolg führen, generell nicht vertragen werden oder eine schwere bis lebensbedrohliche Blutarmut vorliegt, muss häufig vom behandelnden Arzt auf Eiseninfusionen zurückgegriffen werden.

Die Eisenmangeltherapie – von Salzen, Pflanzen und Infusionen

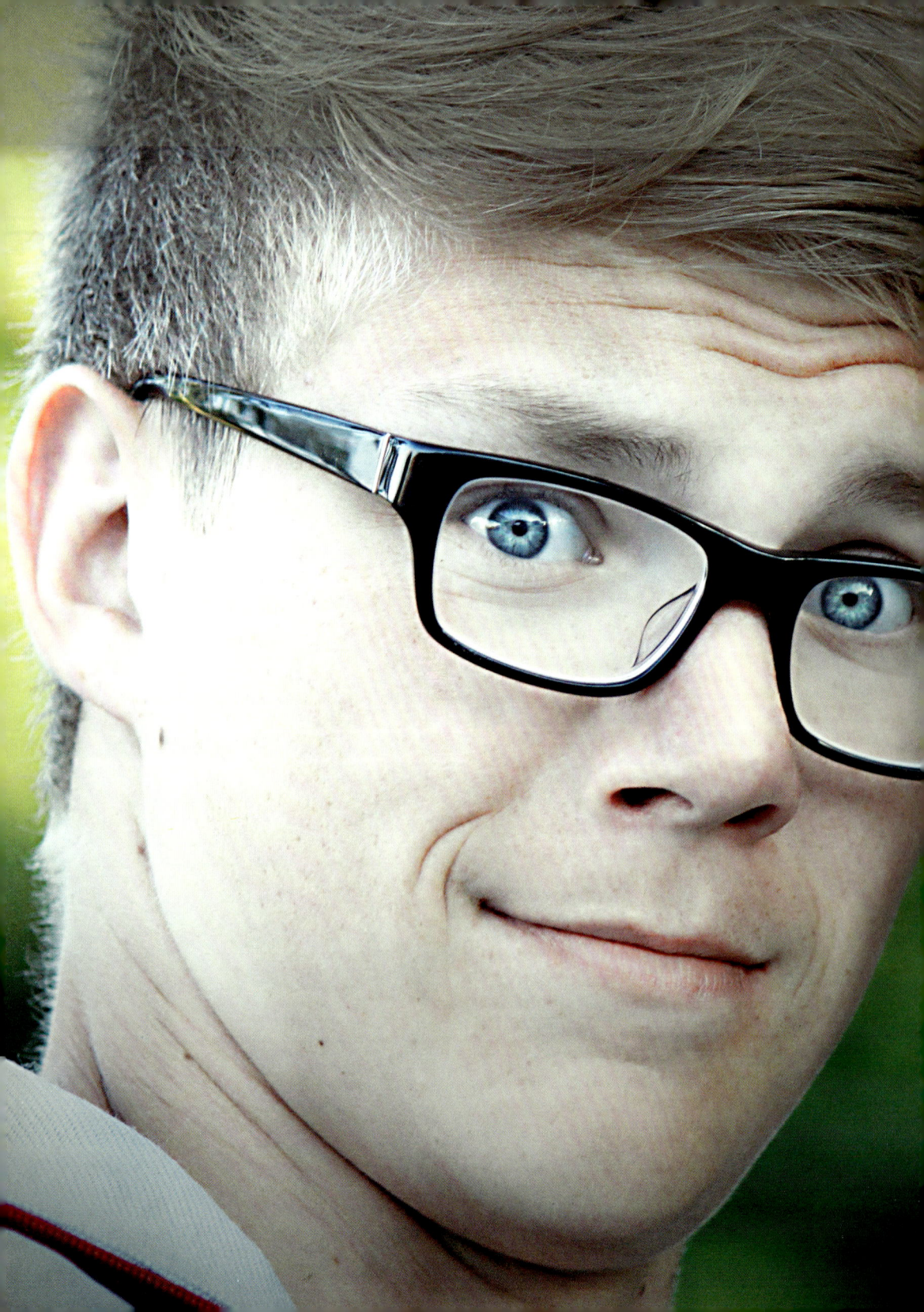

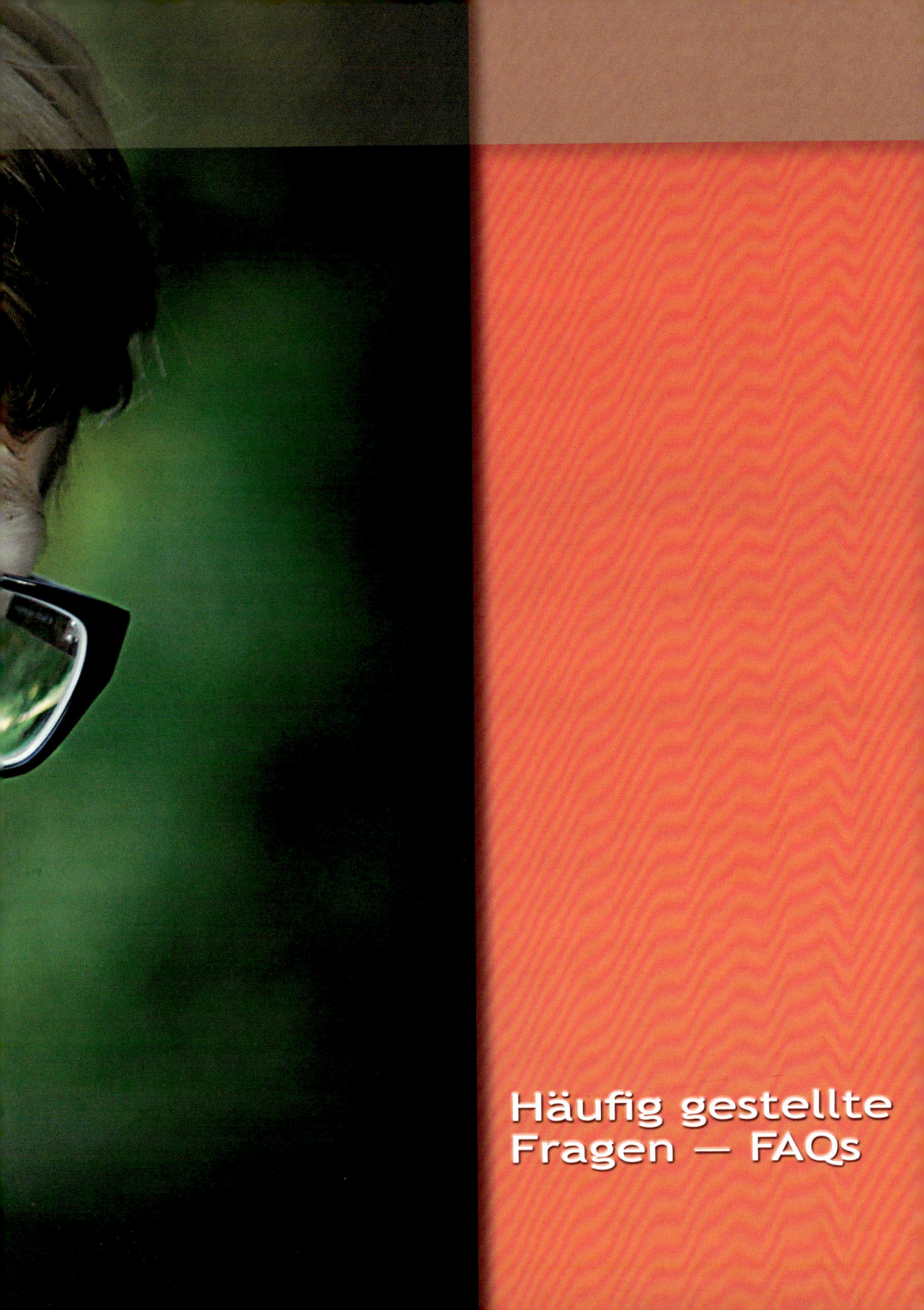

Häufig gestellte Fragen — FAQs

Michaela Döll
Margit Weichselbraun
Eisenmangel

Häufig gestellte Fragen — FAQs

Wie erkenne ich einen Eisenmangel?

Eisenmangel beginnt unscheinbar. Man fühlt sich schlapp, müde, leidet an Haarausfall oder an Schlafstörungen und führt dies auf den stressigen Alltag zurück. Beginnender Eisenmangel wird aufgrund dieser unauffälligen Symptome auch häufig als der „versteckte Hunger" bezeichnet. Sollten Sie aufgrund von Antriebslosigkeit, Müdigkeit oder Konzentrationsstörungen einen Verdacht hegen, sollte dieser auf jeden Fall mithilfe einer labordiagnostischen Blutanalyse medizinisch abgeklärt werden.

An welchen Blutparametern zeichnet sich ein Eisenmangel ab?

Durch die labordiagnostische Untersuchung des Blutes lässt sich ein Eisenmangel entlarven. Schon bevor ein Eisendefizit als Eisenmangelanämie manifest wird und durch einen erniedrigten Hämoglobinwert auffällt, können Warnsignale durch Betrachtung weiterer Eisenparameter erkannt werden. Mangel an Funktionseisen zeichnet sich durch einen erhöhten Transferrinspiegel (Eisentransporter) ab, auch der lösliche Transferrinrezeptor (sTfR) ist in diesem Fall erhöht, während die Werte von Serumeisen, Ferritin

Häufig gestellte Fragen — FAQs

(Speichereisen) und die der Transferrinsättigung (Verhältnis von Eisen zu Transferrin) erniedrigt sind.

Die eigentliche Interpretation des Eisenhaushaltes sollte jedoch in den Händen des Arztes liegen. Erfahrene Mediziner können aus den Laborwerten bereits die Vorstufen eines Eisendefizits ablesen, die Ausprägung eines Eisenmangels erkennen sowie mögliche, verfälschende Einflussfaktoren auf die Eisenwerte – wie z.B. Entzündungsvorgänge im Körper – ausfindig machen.

Wie häufig ist eine Unterversorgung mit Eisen?

Häufig. Weltweit gesehen ist Eisenmangel der häufigste Nährstoffmangel überhaupt. Laut der Deutschen Nationalen Verzehrsstudie II nehmen 14 % der untersuchten Männer und 58 % der Frauen zu wenig Eisen zu sich. Der Österreichische Ernährungsbericht zeigte bei 30 % der Männer und 78 % der Frauen eine zu geringe Eisenaufnahme. Diese spiegelte sich bei Letzteren auch in den parallel durchgeführten labordiagnostischen Untersuchungen wider. So wiesen 17 % der untersuchten Frauen erniedrigte Ferritinspiegel auf.

Michaela Döll
Margit Weichselbraun
Eisenmangel

Wer sollte auf seine Eisenversorgung besonders achten?

Frauen im gebärfähigen Alter verlieren jeden Monat über die Menstruation rund 15 mg Eisen, weshalb sie besonders auf ihren Eisenhaushalt achten sollten. Auch bei Heranwachsenden, SportlerInnen und in der Schwangerschaft und Stillzeit kann eine gute Eisenversorgung zum Problem werden. Doch Eisenmangel ist nicht nur ein Thema der Jugend und der Frauen. Ältere Menschen, chronisch Kranke und Menschen, die regelmäßig Medikamente einnehmen müssen, haben ebenso ein erhöhtes Eisenmangelrisiko.

Welche Medikamente erhöhen meinen Eisenbedarf?

Zu den Eisenräubern zählen Abführmittel, Antibiotika, Schmerzmittel, Osteoporosemittel, Rheumamittel, Krebsmedikamente, Säureblocker und Mittel zur Senkung der Blutfettwerte. Bei langfristiger Einnahme sollte hier die Eisenversorgung regelmäßig kontrolliert werden.

Darf ich Eisen in Schwangerschaft und Stillzeit einnehmen?

Der Eisenbedarf werdender Mutter erhöht sich im Vergleich zu einer Nichtschwangeren um den Faktor 2. Dies macht die tägliche Bedarfsdeckung über die Ernährung äußerst schwierig. Ausgewogene Schwangerschaftspräparate liefern deshalb neben Folsäure und weiteren wichtigen Nährstoffen auch Eisen, um den Mehrbedarf auszugleichen. Wenn Frauen bereits mit geleerten Eisenspeichern in die Schwangerschaft starten, benötigen sie möglicherweise noch höhere Mengen an dem Spurenelement. Die gezielte Zufuhr von Eisen sollte in dieser besonderen Lebensphase jedoch nur in Begleitung eines erfahrenen Arztes erfolgen.

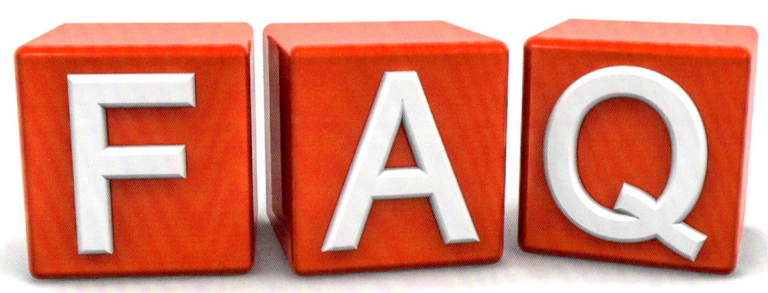

Häufig gestellte Fragen — FAQs

Wie nehme ich Eisenpräparate am besten ein?

Am Morgen auf nüchternen Magen eingenommen werden Eisenpräparate meistens nicht gut vertragen. Deshalb sollten sie am besten ein bis zwei Stunden außerhalb der Mahlzeiten verwendet werden. Auch zu Kaffee, Schwarztee, Softdrinks oder Medikamenten sollte ein zeitlicher Abstand von mindestens ein bis zwei Stunden bestehen. Die gleichzeitige Einnahme mit einem Glas Orangensaft oder mit einem anderen Vitamin-C-haltigen Saft kann sich hingegen auf die Verwertung von Eisensalzpräparaten günstig auswirken.

Auf was sollte ich beim Kauf eines Eisenpräparates achten?

Hochwertige Eisenpräparate liefern Eisensalze bzw. pflanzliches Eisen als „Reinsubstanzen". Das heißt, auf Zusatzstoffe wie Konservierungsmittel, Farb- oder Süßstoffe wird bei hochwertigen Produkten verzichtet. Günstig ist auch die Kombination von Eisen mit Vitamin C oder Vitamin-C-haltigen Pflanzenextrakten. Hierdurch kann eine bessere Aufnahme des

Eisens in den Körper erzielt werden. Auch die Dosierung sollte sinnvoll gewählt sein. Wenn nicht vom Arzt anders empfohlen, sind niedriger dosierte Eisenpräparate (12–24 mg pro Kapsel) verträglicher und empfehlenswerter.

Ich vertrage Eisenpräparate sehr schlecht.

Wie kann ich meine Eisenspeicher dennoch füllen?

Mittlerweile sind neben Eisensalzen auch pflanzliche Eisenpräparate am Markt erhältlich. Das darin enthaltene Eisen ist komplexgebunden und deshalb sanfter zu den Schleimhäuten des Darms. Vermutlich aus diesem Grund werden pflanzliche Präparate von vielen Leuten auch in höheren Dosierungen gut vertragen. Sollte auch die pflanzliche Variante Probleme bereiten, kann Eisen von Ihrem Arzt über Eiseninfusionen zugeführt werden.

Seit ich Eisen einnehme, hat sich meine Stuhlfarbe verändert. Ist das bedenklich?

Unter dem Einfluss von eisenhaltigen Nahrungsergänzungsmitteln und Medikamenten kann es zu einer Schwarzfärbung des Stuhls kommen. Diese Schwarzfärbung ist harmlos und verschwindet nach Absetzen des Produktes wieder von selbst.

Welche Lebensmittel enthalten viel Eisen?

Zu guten Eisenlieferanten zählen tierische Lebensmittel wie Muskelfleisch, Innereien und Wurstwaren, aber auch Milchprodukte,

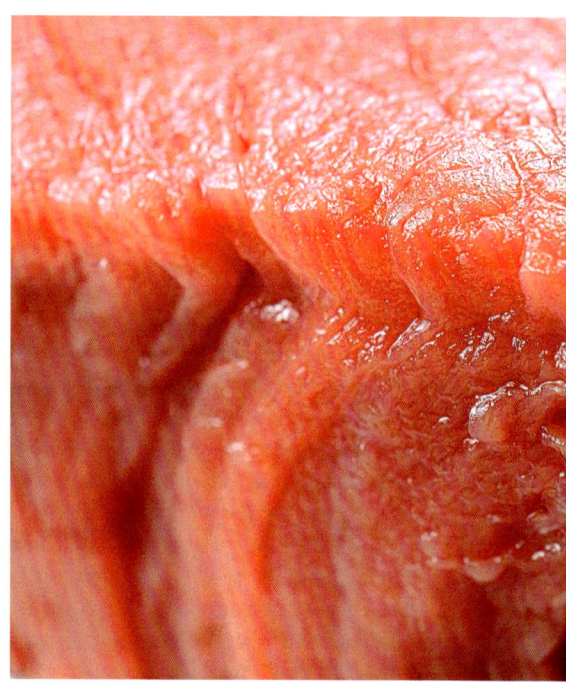

Eier, Fisch und Miesmuscheln. Unter den pflanzlichen Lebensmitteln können bestimmte Getreide- und getreideähnliche Sorten wie Quinoa oder Amaranth und Hülsenfrüchte wie weiße Bohnen und Linsen durchaus mithalten. Auch Vollkornprodukte aus Weizen, Hafer oder Roggen tragen zur täglichen Eisenversorgung bei. Unter den Gemüsesorten enthalten Spinat, Schwarzwurzel und Petersilie nennenswerte Mengen an dem Spurenelement.

Häufig gestellte Fragen — FAQs

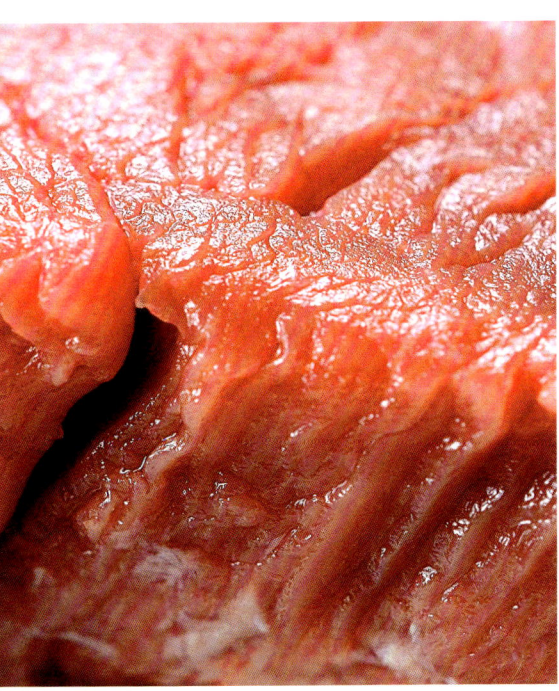

Neuere Literatur (Auswahl)

Andreeva V.A. et al.: J. Nutr. 2013, 143 (12), 1974–1981
Aranda N. et al.: Eur. J. Nutr. 2013, 14, 1631–1639
Arija V. et al.: BMC Pregnancy Childbirth 2014, 14, 33. Published online 2014 doi: 10.1186/1471-2393-14-33
Berglund S. et al.: Pediatrics 2010, 126, 874–883
Biasiutti F.: Schweiz Med Forum 2009, 9 (36): 630
Bregman D.B. et al.: Am. J. Hematol. 2013, 88 (2), 97–101
Bucca C. et al.: Int. J. Clin. Pract. 2012, 66 811), 1095–1100
Coad J. et al.: Curr. Opin. Clin. Nutr. Metab. Care 2011, 14 (6), 625–634
Deutsche Gesellschaft für Ernährung, Österreichische Gesellschaft für Ernährung, Schweizerische Gesellschaft für Ernährungsforschung et al. (Hg.): D-A-CH Referenzwerte für die Nährstoffzufuhr. 1. Aufl., 4. Korr. Nachdruck. Neuer Umschau Buchverlag, Neustadt 2012, 184–188
Domellöf M. et al.: Food & Nutr. Res. 2013, 57:21667
Elmadfa I. et al.: Österreichischer Ernährungsbericht 2012. Wien 2012
Faeth B., Viebahn I.: Pflanzliches Eisen ist in physiologischen Dosierungen effektiv. Hohes Wirkungspotenzial, geringe Nebenwirkungen. 2013. Unveröffentlicht, Literatur auf Anfrage bei Autorin
Greilberger J.: Labor-Experimente zeigen: Curryblatt-Eisen günstiger als Eisensalze durch geringere pro-oxidative Effekte. 2011. Unveröffentlicht, Literatur auf Anfrage bei Autorin
Hacihamdioglu D.Ö. et al.: Nutr. 2013, 29 (1), 138–142
Hernandez-Martinez C. et al.: Early Hum. Dev. 2011, 14, 165–169
Jacobasch G. et al.: Ernährungsumschau 2004, 51, 4, 172–178
Jacobasch G. et al.: Ernährungs-Umschau 2004, 51, 7, 272–278
Kohgo Y. et al.: Int. J. Hematol. 2008, 88 (1), 7–15
Lönnerdal B. et al.: AmJ Clin Nutr 2006, 83
Max Rubner-Institut 2008, Nationale Verzehrsstudie II, Ergebnisber. Teil 2, URL:www.was-esse-ich.de/uploads/media/NVSII_Abschlussbericht_Teil_2.pdf
Nemeth E. et al.: Blood 2003, 101, 2461–2463
Ribot B. et al.: Ann. Hematol. 2013, 92 (2), 221–229
Schuchardt J.P. et al.: Ernährungsumschau, 2010, 57, 538–549
Spottiswoode N. et al.: Adv. Nutr. 2012, 3 (4), 570–578
Stahl A. et al.: Ernährungs Umschau 2012, 6, 350–353
Theil E.C. et al.: Absorption of Iron from Ferritin is Independent of Heme Iron and Ferrous Salts in Women and Rat Intestinal Segments. Journal of Nutrition. Online Jan 18, 2012; doi:10.3945/jn.111.145854.
Vaucher P. et al.: CMAJ., 2012, 184 (11), 1247–1254
World Health Organization (WHO), Global Database on Anaemia. Geneva: WHO, 2008

Döll, Weichselbraun: **Eisenmangel**